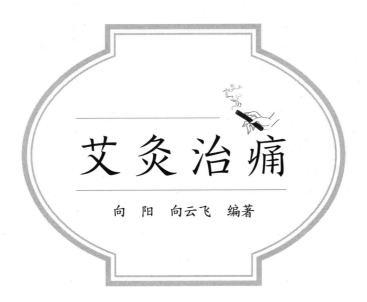

艾灸治痛

向 阳 向云飞 编著

U0206963

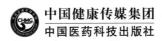

中国健康传媒集团

中国医药科技出版社

内 容 提 要

　　本书是一本介绍用艾灸治疗全身各处痛症的通俗读物，全书分上下两篇。上篇为总论，内容包括痛症的病因、疼痛的性质和部位、艾灸治痛的机制和范围、艾灸的方法、艾灸的取穴、艾灸的禁忌及注意事项。下篇为痛症各论，分别介绍了头面部痛症 24 病、颈肩部痛症 7 病、腰背臀部痛症 15 病、胸胁部痛症 12 病、腹部痛症 38 病、四肢部痛症 16 病、前后阴部痛症 10 病以及其他痛症 6 病等，共计 128 种疼痛病症。本书内容丰富，图文并茂，实用性较强，适合临床医学工作者、养生工作者以及艾灸爱好者学习使用。

图书在版编目（CIP）数据

艾灸治痛 / 向阳，向云飞编著. —北京：中国医药科技出版社，2020.8
ISBN 978-7-5214-1878-1

Ⅰ.①艾…　Ⅱ.①向…②向…　Ⅲ.①疼痛－艾灸　Ⅳ.① R245.81

中国版本图书馆 CIP 数据核字（2020）第 104644 号

美术编辑　　陈君杞
版式设计　　锋尚设计

出版　　中国健康传媒集团│中国医药科技出版社
地址　　北京市海淀区文慧园北路甲 22 号
邮编　　100082
电话　　发行：010-62227427　邮购：010-62236938
网址　　www.cmstp.com
规格　　710×1000mm　¹/₁₆
印张　　8¹/₂
字数　　132 千字
版次　　2020 年 8 月第 1 版
印次　　2020 年 8 月第 1 次印刷
印刷　　北京市密东印刷有限公司
经销　　全国各地新华书店
书号　　ISBN 978-7-5214-1878-1
定价　　39.00 元

获取新书信息、投稿、为图书纠错，请扫码联系我们。

前言

中医认为，气血是构成人体的两大基本物质，人体赖气血之温煦、滋润、濡养以维持生机，但其却必须依赖经络的传注，才能输布全身，维持机体的正常功能。如在病理的情况下，就会经络壅滞，甚至闭阻不通；气血流行不畅，甚至气滞血瘀，从而就会引发肢体或脏腑组织的肿胀，产生疼痛，这亦即是中医所说的"不通则痛"。

疏通经络，消除痛症，最好的方法则是艾灸。唐·孙思邈在《备急千金要方·明堂仰侧》中说："凡病皆由气血壅滞不得宣通……灸以温暖之。"《素问·调经论》亦说："血气者，喜温而恶寒，寒则泣而不行，温则消而去之。"我们在临床中深切体会到：用艾灸治疗痛症，的确具有"简、便、效、廉"的特点，值得大力推广。一日上午，接到山东刘姓艾灸爱好者的电话，诉说早晨擦玻璃时从窗台跳下，造成足踝崴伤，现足踝肿、脚面肿且有局部青紫，十分疼痛，询问如何灸治。我即告之，其是由于损伤经络，造成了气血瘀滞，故可采用艾灸的方法，温和灸痛点和青紫局部。晚上，其就电话告之，一天中连灸3次，现已能走动了。艾灸治痛就是这样方便、简单而且见效快。艾灸对于阑尾炎的治疗也一样快捷有效。老梁是某公司经理，自诉其最近几天，肚脐周围隐痛，有人说是肚内有虫，可吃了打虫药却没见虫下来。后到了医院检查，确诊是阑尾炎，建议手术治疗。但老梁却希望能用中医治疗，我遂建议其做艾灸。经过两天气海穴和阑尾穴的灸治，老梁的症状体征很快消失了。

西医学研究表明：艾在燃烧过程中辐射出近红外线，通过刺激皮肤感受器，可以直接作用到人体的较深部位，影响组织细胞的生化代谢及神经系统功能，可增加细胞的吞噬功能，引起主动脉充血，改善血液循环，降低神经兴奋，具有很好的镇痛作用。

本书内容丰富，实用性较强，非常适合医学工作者、养生工作者以及艾灸爱好者学习、参考。

编 者

2020年5月

目录

上篇 总论

下篇 痛症各论

第一章 头面部痛症

第二章 颈肩部痛症

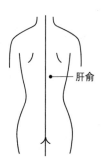

肝俞

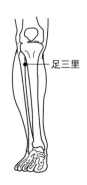

足三里

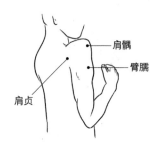

肩髃

臂臑

肩贞

第三章　**腰背臀部痛症**

第四章　**胸胁部痛症**

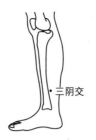
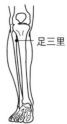

足三里

三阴交

第五章　**腹部痛症**

艾灸治痛

第六章　四肢部痛症

第七章　前后阴部痛症

第八章　其他痛症

肝俞

肾俞

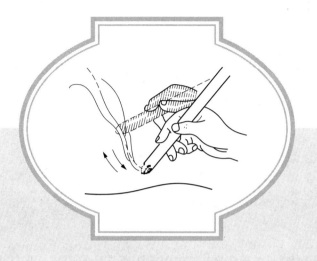

总论

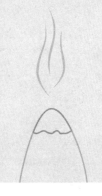

第一章

痛症的病因

痛症是临床中常见的病症之一。中医学认为"不通则痛"，即认为经络闭阻不通是引发痛症的主要病因。经络闭阻不通，则气血流行不畅，血凝滞于脉络，从而引发肢体或脏腑组织的疼痛。

但引起经络不通的原因并不是单一的，而是多方面的，主要有：气滞、血瘀、寒凝、热壅、痰湿、结石及外伤等。

一、气滞

中医认为，气和血是构成人体的两大基本物质，气能行血、运血、生血、摄血；但一旦气滞不行，则会导致血瘀，经络阻塞，而产生痛症。此正如杨士瀛所说："气者血之帅也，气行则血行，气止则血止……"

二、血瘀

血瘀是指血液在人体经络中停滞不前，不能正常循行，从而失去正常血液的濡养作用。血瘀则会造成经脉的瘀塞不通，产生疼痛。《说文解字》曰："瘀，积血也"。

产生瘀血的原因，多为外邪入侵、情志不调、饮食不节、劳逸失度以及跌打损伤等。王肯堂在《证治准绳》中说："夫人饮食起居，一失其宜，皆能使血瘀滞不行"。

三、寒凝

中医认为，寒为阴邪，寒性凝滞。"凝滞"即凝结、阻滞不通之意。当人体感受寒邪之后，往往会出现经脉气血凝结、阻滞，进而会产生种种疼痛的症状。《素问·痹论》说："痛者，寒气多也，有寒故痛也"。

寒邪的另一个特性是主收引。"收引"亦即是收缩牵引之意。当寒邪侵犯人体之后，可使人体的气机收敛，腠理闭塞，经脉收缩挛急，则会出现筋脉、关节屈伸不利，拘挛作痛。《素问·举痛论》说："寒气客于脉外，则脉寒，脉寒则缩踡，缩踡则脉绌急，绌急则外引小络，故卒然而痛"。

四、热壅

中医认为，热为阳邪，易伤津耗气；热性炎上，火焰上窜，热气上腾，常易侵犯人体上部，故头面部容易出现痛症。热邪入血，则会使血分有热，加速血行，甚至灼伤脉络，令血热妄行。

火与热为同类，火为热之渐，二者只是程度不同而已，热盛则化火化毒。火邪进入人体血液，可聚于局部，腐蚀血肉而发为疮疡痈肿。《灵枢·痈疽》说："大热不止，热盛则肉腐，肉腐则为脓……故命曰痈"。

五、痰湿

中医认为，湿为阴邪，最易阻滞气机。湿邪侵犯人体，常常滞留在脏腑经络，因其为有形之邪，故可阻滞气机，影响人体气机的升降出入，使其当升不升，当降不降，甚至导致气机逆乱，影响脏腑的生理功能。气机不调除可引起痛症外，还可引起其他症状。此外，湿邪还有趋下的特点，最易导致人体下部的痛症等发生。

痰饮则是水湿在体内停滞、凝聚而成。其可阻滞气机，影响脏腑的气机升降有序，出入有恒，破坏脏腑之间的协调关系；另一方面又可凝聚成痰核、结聚，流注经络，阻碍气血的运行，造成经络阻滞，气血运行不畅，而出现疼痛及其他病症。

六、结石

结石是人体内的病理产物。其多由饮食不节，湿热内生，久经煎熬，久瘀结成；或情志失调，疏泄不利，日久煎熬而生。结石在脏腑器官内，可阻滞气机，损伤经络，影响气血的运行，则出现胀痛或酸痛；但如结石发生梗阻，就会发生剧烈的绞痛。

七、外伤

外伤主要是指跌打损伤。外伤能直接损伤人的皮肤、肌肉、筋脉、骨骼以及内脏，损伤了经络，引起出血、瘀血，也随之产生了疼痛，影响气血运行及脏腑功能。

在临床中，经常见到的最轻的外伤——扭伤，就是损伤了经脉，造成了气血不通，甚至血溢脉外不散，而引起青瘀、肿痛；重的外伤会出现损伤脏腑，大失血，甚至昏迷等危症。

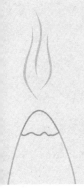

第二章
疼痛的性质和部位

痛为身有所苦楚而不能忍也。其是一种患者主观感知的自觉症状，但由于引起疼痛的病因各异，疼痛的性质和部位也会不尽相同。

一、疼痛的性质

（1）血瘀痛：痛点固定不移，多呈针刺样疼痛，拒按。初起可呈隐痛，继则胀痛，直至刺痛。其多由外伤、气火上逆、气血郁闭而致。如血管性头痛、急性腰扭伤、红斑性肢痛症等。

（2）气滞痛：疼痛多呈胀痛或窜痛，常随情志变化而增减，七情不调则加剧，心情舒畅则缓解。如瘰疬、胃脘痛、腹泻、乳房胀痛等病症。

（3）热痛：疼痛而灼热，或红、肿、热痛；得冷则痛减，遇热则加重。如疔疮、目赤肿痛、丹毒等病症。

（4）寒痛：疼痛剧烈，怕风、怕凉，遇风或寒则疼痛加剧，受温得暖则痛减，疼痛夜晚加重。可多见于脉管炎、疝气、肩周炎、痹证等。

（5）虚痛：痛势缓和，进展亦慢，多为久痛，时发时止；或微痛、或隐痛、或胀痛，喜按喜揉，按揉或抚摸则痛减；劳累后亦可加重。如虚性头痛、虚性痛经等。

（6）实痛：痛势紧张，多表现为暴痛，持续不减，亦或胀痛、刺痛难忍，或痛而躁闷，不论疼痛轻重均拒按。如阑尾炎、急性胰腺炎、带状疱疹后遗神经痛、慢性胆囊炎等。

（7）风痛：痛点不固定，游走无定处；伴有麻木、瘙痒等症。如行痹、类风湿关节炎、历节风等。

（8）脓痛：疼痛呈跳痛，如鸡啄米，或胀痛而紧张，压之有波动感，多见于痈酿脓期。如脓癣、甲沟炎、瘰疬等。

二、疼痛的部位

（1）头痛：头痛以后脑为主，连接项背，多属太阳经；头痛在前额，连及眉棱骨，属阳明经病；头痛在两侧，属少阳经头痛；头痛在巅顶，多属厥阴经头痛；脑痛连齿，属少阴寒厥头痛。

（2）面痛：颜面出现疔、疹，色赤肿痛，多为肺、胃经壅热所致；面痛如刀割、闪电则为风寒袭络。

（3）颈项痛：疼痛多固定不移，亦可影响上肢功能，多为风寒湿痹所致；项部生有毛囊炎，多为心火亢盛而致血热，外发皮肤所致。

（4）胸痛：疼痛多和心、肺有关。一般多为痰浊或瘀血阻滞，气机不畅所致。

（5）胁痛：指一侧或两侧胁肋部疼痛，往往与肝胆有关。多为肝胆经脉受阻，或经脉失养所致。

（6）脘痛：又称胃脘痛，指上腹部近心窝处的疼痛，病变多与胃腑有关。

（7）腹痛：指耻骨以上，胃脘以下部位的疼痛。在肚脐周围绕脐痛称为脐腹痛，多与脾胃有关，常见于虫积、宿食、大便燥结等；在脐下正中部位的疼痛称为小腹痛，小腹痛多与肾、膀胱、胞宫有关，小腹痛胀，小便不利，多属膀胱蓄水，小便自利，多属下焦蓄血；在脐与脐下两侧的疼痛称为少腹痛，少腹疼痛多与肝胆有关，常见于肠痈或疝气。

（8）腰痛：疼痛多与肾有关。一般多属肾虚，但亦可因寒湿、瘀血阻滞经络而致。

（9）四肢痛：疼痛或在关节，或在肌肉，或在经络，多由外邪侵袭所致。痛点或走窜无定处；或疼痛剧烈，痛处不移；或酸痛，重着不移；或痛处灼热、肿胀。

（10）前后阴痛：多由湿热下注或外染毒邪所致。前阴与肾、膀胱、肝、脾关系密切，与肝经和任脉有密切联系；后阴与大肠、肺、肾、脾关系密切，与足太阳膀胱经之经别有联系。

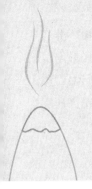

第三章
艾灸治痛的机制和范围

艾灸具有很好的治痛效果。中医认为，大凡疼痛，多由经络闭阻不通，气血瘀滞不行而引起。艾灸则具有温经通络、行气活血、祛湿除邪、消瘀散结、解表散寒、活络止痛作用。此正如唐·孙思邈《备急千金要方·明堂仰侧》中说："凡病皆由血气壅滞不得宣通，针以开导之，灸以温暖之"。

一、艾灸治痛的机制

1. 温散寒邪　通经活血

《素问·调经论》说："血气者，喜温而恶寒，寒则泣而不流，温则消而去之"。《医学入门》一书亦说："寒者灸之，使其气之复温也"。《灵枢·刺节真邪》则说："脉中之血，凝而留止，弗之火调，弗能取之"。故艾灸可以通过燃烧艾所产生的热，荡涤寒邪，使气得温则行，气行则血气，闭阻的经络得以疏通，气血的运行得以通畅，"通则不痛"，痛症可除。如寒邪引发的冻疮、脉管炎、肩周炎等。

2. 清热泻火　解毒散壅

《医学入门》说："热者灸之，引郁热之邪外发也"。《理瀹骈文》也认为："若夫热证可以用热者，一则得热则行也，一则以热能引热使热外出也，即从治之法"。对于一些因热毒壅盛，以致经脉阻塞，气血受遏不行引起的痛症，通过艾灸治疗，就可以引热邪、火邪从体内排出，使体内壅积的毒邪得以散发，而令经络畅通，痛症得除。如用艾灸治疗带状疱疹、痈疖、疔疮、腮腺炎、阑尾炎等痛症。

3. 温暖经络　宣通止痛

中医认为，痛则多因外邪伤及经络，而令经络"不通则痛"，或因虚，血不养经"不荣则痛"；而艾灸则可以通过"穴位—经络—脏腑"这一作用途径，温经散寒，宣通经络，调理脏腑，以起到"通则不痛"的作用。此恰如《神灸经纶》所说："灸者，温暖经络，宣通气血，使逆者得顺，滞者得行"。据统计：艾灸后，可提高痛阈41.44%。如在临床中用艾灸治疗扭伤、跌仆及痹证等都有很好的疗效。

4. 消瘀散结　祛腐生新

《灵枢·经脉》篇曰："经脉者，所以能决死生，处百病，调虚实，不可不通"。唐容川亦说："经隧之中，既有瘀血踞住，则新血不能安行无恙，……故以去瘀为治血要法"。这无疑告诉我们：当血液受到寒邪后，便凝聚瘀阻于脉道或脏腑之间，造成瘀而不通。故可用艾灸治之，则可祛瘀生新，促进瘀血的消散，并可消肿止痛。如用艾灸方法治疗盆腔炎、附件炎、痛经、跌打损伤等症；艾灸还可祛腐生新，如灸治瘰疬、疖肿、乳腺炎，对未成脓者可促其消散，对已成脓者，可促其生肌排脓，对于久不愈合之疮疡，灸之可促进愈合，祛腐生新，生肌长肉，《本草纲目》在这方面有诸多记载。

5. 疏风散寒　温中解肌

《外台秘要》曰："是以御风邪以汤药、针灸、蒸熨，皆能愈疾。至于火艾，特有其能，针、药、汤、散皆所不及者，艾为最要"。又云："诸疗之要，艾火为良，要中之要，无过此术"。故艾灸之火，可以迅速产生热效应，渗透入肌肤，温分肉，散风邪，以达到疏风散寒，解表温中的作用。如用艾灸治疗头痛症、腹痛、泄泻、三叉神经痛等病症，都可迅速取效。

二、艾灸治痛的范围

1. 消皲裂　濡润养肌肤

艾灸可以温经通络有加快气血运行的作用。《直指方》说："气行则血行，气止则血止，气温则血滑，气寒则血凝"。灸后，经络通畅，气血流畅，会将营养物质运送到脏腑组织和肢体，而营养肌腠，起到温煦、濡润、滋养的作用，以维持生机。对于肌肤失养而造成的皮肤皲裂性手癣、足癣，艾灸可以起到养血、润肤、止痛的作用。

2. 除痹痛　温经通脉络

"艾火能透诸经而治百病"。《丹溪心法》亦指出："血见热则行，见寒则凝"。以艾之温性和火之热性，则可令凝滞之经络得以温通，使之气血调达，而令五脏安和，四肢百骸，肌肤得以温养。故用艾灸可以治疗痹证、冻疮、肩周炎、落枕、脉管炎等病症。

3. 散疖肿　通络散瘀滞

《灵枢·官能》篇说："上气不足，推而扬之；下气不足，积而从之"。这说明艾灸对气血的运行可以"推而上之"或"引而下之"。气血壅滞，往往阻塞经络，造成湿邪不化，凝聚成痰成结，而停留皮下。艾灸则可以令气血运行，脉络畅通，湿邪得化，结节可散。如常见的乳腺增生，多发性疖肿、脂肪瘤、纤维瘤、瘰疬等，都可用艾灸治之。

4. 止疼痛　温经散寒湿

《灵枢·刺节真邪》篇认为："脉中之血，凝而留止，弗之火调，弗能取之"。《灵枢·禁服》篇也说："陷下者，脉血结于中，中有着血，血寒，故宜灸之"。根据《本草从新》记载："艾叶苦辛，生温熟热"。苦可燥湿，辛能通经理气，又取艾火之温热，则气血得行，寒湿之邪可除，机体得养。如可用艾灸治疗冻疮、雷诺氏综合征、肘劳、膝痛、腰痛、颈椎病、三叉神经痛、头痛、痛经、卵巢炎、肠粘连、腹痛、腹泻等。

5. 消炎症　解毒清热邪

艾灸可以"入三阴，理气血，以治百病"。艾火的温通，可以使气血流畅，使瘀滞得以化散，将毒邪从热中引出。故用艾灸之法可以用于治疗乳痈、红丝疗、急慢性咽炎、扁桃体炎、丹毒、宫颈炎、子宫内膜炎、急性胰腺炎、胸膜炎、腹膜炎、慢性结肠炎等病症。

6. 清疹疥　清热解病毒

朱丹溪曰："火以畅达，拔引热毒，此从治之意"。刘完素也认为："疮疡者，火之属""当外灸之，引邪气出而方止"。故艾灸之法可用于治疗疮疡肿毒，如毛囊炎、疖肿、疔疮以及鸡眼、腮腺炎等症。

7. 调气机　理气血止痛

在痛证中，气机不畅、气滞甚至气机逆乱是引起疼痛的又一重要原因。杨士瀛说："气者血之帅也，气行则血行，气止则血止，……气有一息之不运，则血有一息之不行"。气不行，则会造成血瘀，经络阻滞，而产生痛证。而艾灸则具有"理气血"的作用，疏通经络，调理气血治愈痛疾。如艾灸可治疗乳房胀痛、胁痛、肋间神经痛、胃脘痛、胆石症等一系列痛症。

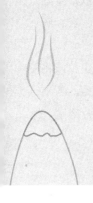

第四章
艾灸的方法

艾灸的方法很多，大约有50～60种之多。但目前在临床上常用的则有20种左右。其中最常使用的则为艾炷灸、艾条灸、温灸器灸和其他灸法等四种。

一、艾炷灸

艾炷灸，就是将艾炷直接或间接置放于穴位上施灸的方法（图1）。其又分为直接灸和间接灸两类。

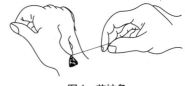

图1 艾炷灸

1. 直接灸

就是将艾炷直接放在施灸部位的皮肤上而施灸。为防其倾倒，可事先在局部涂一点蒜汁或凡士林。

（1）瘢痕灸：又称化脓灸。多用小艾炷施灸，造成该处灸后发灸疮、化脓、结痂、脱痂，留有永久性瘢痕。此法由于受术者较为痛苦，今已用之不多。

此法操作前应先给受术者做好解释，令其有心理准备。再用2%碘酊消毒施灸部位，用75%酒精脱碘，并随之涂蒜汁或凡士林，将艾炷置上，点燃，待艾炷燃尽，除去艾灰，再更换新艾炷，一般每次灸5～9壮。为防止受术者灼痛，术者在施灸过程中，可轻轻拍打灸处附近。灸后可用清水膏贴于创面，一般1周后可化脓，30～40日左右疮口愈合，成永久性瘢痕。

本法可提高机体免疫力，防病养生；同时对于一些慢性疾患如哮喘、痞块、红斑狼疮、脉管炎、妇科等疾病有较好疗效。

（2）无瘢痕灸：又称非化脓灸。多用中、小艾炷施灸。在施术时，当受术者感到稍有灼痛时，立即更换艾炷再灸，勿令艾炷燃尽，一般可连灸5~7壮，以皮肤产生红晕为度。需要注意的是，要防止施灸处起疱或烫伤。本方可用于咽炎、腮腺炎、肠痈、胃炎、腹痛、肠炎及痹证疼痛等病症。

（3）发疱灸：即用小艾炷施灸。当受术者感到灼痛时，再灸3~5秒即可去掉或将艾火压灭即可。此时被施灸部位可有黄斑或红晕出现，1~2小时后，就可发疱。若不发疱，可再灸之。发疱后，一般不须刺破，可令其自然吸收。本法多用于治疗哮喘、肺脓疡、瘰疬、胃溃疡等病症。

2. 间接灸（图2）

间接灸又被称为隔物灸。其是在艾炷和皮肤之间隔上其他物品而施灸的一种方法。间隔所用的物品可以是生姜、大蒜、食盐；也可以是动物、矿物。这样既能防止灸火对皮肤造成伤害，又可发挥所隔物品之功效，起到协同作用。此法多适用于慢性疾病。

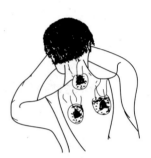

图2 间接灸

（1）隔姜灸（图3）：就是用姜片做隔物，放在艾炷和皮肤之间用做艾灸的一种方法。生姜味辛，性微温，入肺、心、脾、胃之经，生用发散，热用温中。具有温中散寒，祛风止痛之功效。操作时，先将鲜生姜切成3~4mm厚之姜片，再用牙签或针在中间扎数孔，放在穴位上，上置适量大小的艾炷，施灸中如患者感觉太热，术者可将姜片稍提起，然后再放下，或垫一张软纸，避免烫伤；每穴可连续灸5~10壮，姜片不需更换；也可1片姜片灸1壮，灸至局部皮部潮红或湿润为度。本法适用于治疗腹痛、泄泻、呕吐、痛经、腰腿痛、肩周炎、颈椎病、三叉神经痛、乳腺炎等痛症。

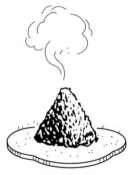

图3 隔姜灸

（2）隔蒜灸：就是用大蒜做隔物，放在艾炷与皮肤之间做艾灸的一种方法。大蒜，味辛、性温，入脾、肺、肠、胃经，性喜散，有杀虫解毒、消肿散结、止痛之功效。操作时，宜选用新鲜独头紫皮大蒜，切成5mm左右的薄片，中间用针刺出数孔，亦可将蒜捣烂成泥，放置在穴位上，再将黄豆大艾炷置蒜片上或蒜泥上点燃施灸。每灸4~5壮则需更换蒜片或蒜泥，每穴需灸足7壮，灸至皮肤泛红为止。本法多适用于治疗毛囊炎、乳痈、暗疮、瘰疬、荨麻疹、带状疱疹、神经性皮炎、脚气，以及蛇、蜈蚣咬伤等病症。

（3）隔葱灸：即将葱白作为间隔物而施灸治疗的一种方法。葱白，味辛、性温、入肺、胃经，有祛风散寒、发汗解表、宣肺通阳之功效。操作时，先将葱白捣烂成泥，放于脐内或患处，在蒜泥上放置大艾炷施灸。每次施灸5～7壮，灸至内部感到温暖即可，不可灸至灼痛。本法适用于治疗腹痛、尿闭、前列腺炎、乳腺炎等病症。

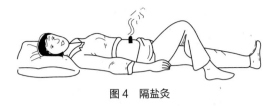

图4　隔盐灸

（4）隔盐灸（图4）：又被称为神阙灸。是将食盐放在脐中，上置艾炷而施灸的方法。食盐，咸寒、入胃、大小肠经，有清热解毒、凉血止泄、滋肾润燥之效。操作时，将纯净干燥的食盐，填平肚脐，上置大艾炷灸之；如肚脐外凸，可用面粉合成面团，并围在脐周成堤状，再填盐于其中灸之；当受术者有灼痛时，应及时更换艾炷，一般每次灸5～7壮；对急症者则可据症而灸，不拘壮数。本法适用于治疗急性腹痛、泄泻、四肢厥冷、疝痛等疾病。

二、艾条灸

艾条灸，又被称为艾卷灸。其是将艾条的一端点燃，在穴位上施灸的一种方法。艾条灸又可分为悬空灸和实按灸以及其他灸法。

1. 悬空灸

悬空灸是将点燃的艾条悬于施灸部位之上而施灸的一种方法。其又分为温和灸、回旋灸和雀啄灸三种。

（1）温和灸（图5）：是将点燃的艾条悬于施灸部位之上，固定不移，灸至皮肤稍有红晕的一种灸法。操作时，施术者将艾条一头点燃，对准施灸穴位，距皮肤2～3cm左右进行熏灸，艾条固定不移，每次施灸5～10分钟，灸至皮肤出现红晕止。为了避免烫伤患者皮肤，术者可用拇指、食指、中指持艾条，小指放于穴位附近施灸，以便调整施灸距离。本法多用于补法，可适用于治疗胃痛、腰痛、肩周炎、皲裂性湿疹、腹痛、冻疮等病症。

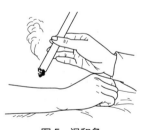

图5　温和灸

（2）回旋灸（图6）：又被称为热熨灸。其是将点燃的艾条，悬于被施灸部位上约3cm处，左右移动而施灸的方法。操作时，点燃艾条的一头，在被施处部位3cm上空，反复回旋或左右往返移动施灸。移动范围在3cm左右，一般施灸20～30分钟，以皮肤有温热感而不灼痛为宜。本法适用

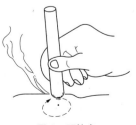

图6　回旋灸

于风湿痹痛、鹤膝风、类风湿性关节炎、冻疮等病症。

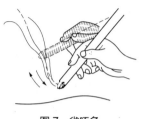

图7　雀啄灸

（3）雀啄灸（图7）：其是将点燃的艾条，在被施灸部位上下移动，似鸟雀啄米故称之。操作时，将艾条一头点燃，对准穴位，在距穴位3cm高处，上下移动似鸟雀啄米对穴位施灸。一般施灸5～10分钟，以皮肤出现红晕为度。此法多用于泻法。本法可用于治疗湿疹、蛇串疮、肩周炎、扭挫伤等病症。

2. 实按灸

实按灸是将内有中药艾条点燃后，直接按在垫有数层纸或布上而刺激俞穴的一种施灸方法。

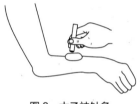

图8　太乙神针灸

（1）太乙神针灸（图8）：是在雷火神针的基础上发展起来的。操作时，在被施灸部位铺上6～7层棉纸或布，将太乙神针一头点燃，隔着布或纸紧按在穴位上，若火熄灭，再点再按，每穴按灸10次左右；亦可用布或纸包住艾火头，点按在穴位上，热则提起，热减再灸，火熄再燃，每穴按灸5～7次。本法适应证为：风寒湿痹、腹痛、泄泻、半身不遂、肩周炎、冻疮、痛经等。

（2）雷火神针灸：其与太乙神针操作、适应证基本相同，但药物配方则不同。

三、温针灸

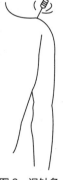

图9　温针灸

温针灸又被称为针上加灸、针柄灸、烧针尾。其是将毫针刺入穴位后，再在针柄上插上艾条；或在针上先套上姜、蒜等物，再插上艾条而施灸的方法。此法既保留了针的效力，又增加艾条燃烧之热作用到皮肤而产生的作用，起到事半功倍之效。

其操作时，先将毫针刺入穴位，并使之得气；再截取一段2cm长的艾条，插在针柄上，点燃靠近皮肤一端。如受术者由于火力太强，感到灼痛时，可用纸片将该处皮肤隔住；如同时选择隔物灸，可将姜或蒜切成0.3～0.4cm厚的薄片，再在上切一半径切口，从切口处将针套入切片，盖在穴位上即可。本法多适用于风寒湿痹、腰痛、膝关节痛、扭挫伤、疝气、冻疮等（图9）。

四、温灸盒灸

温灸盒灸是采用木盒，内有铁质纱网，可放置艾条，用以施灸的一种方法（图10）。制作方法：选用0.5cm厚的薄木板或三夹板。按以下规格制作无底木盒，大号：长20cm，宽14cm，高8cm；中号：长15cm，宽10cm，高8cm；小号：长11cm，宽9cm，高8cm。在木盒内安置铁纱将其分成两个空间，铁纱距下边3~4cm。再按以上规格另制作一活动木盖。操作时，将艾灸盒放在应施灸部位或穴位上；取约2cm长艾条2段，点燃后放在

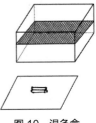

图10 温灸盒

木盒内铁纱上；将木盖盖上，但须留一定缝隙；20~30分钟，艾条燃完即可。需注意，在施灸过程中，温度过高会使受术者难以忍受，此时可将盖子打开或取下，稍后再盖上；艾灸过程中，更换或添加艾条，须防止烟灰、艾火落下，烫伤受术者；灸神阙穴时，火力不可过大，以免烫伤感染。适应证：腰痛、痛经、胃痛、盆腔炎、子宫内膜炎、坐骨神经痛、颈椎病、冻疮等。

五、熏脐瓷灸

熏脐瓷灸是笔者等根据在西晋时期，大医学家葛洪之妻鲍姑发明的瓦甑灸的基础上演变而来。鲍姑是我国古代著名女艾灸师，其发明的瓦甑是古代最早的艾灸专用工具，曾被广为流传使用。

笔者等根据鲍姑"瓦甑"的造型，又结合治疗和保健的需求，进行了创意改进，而创造出"熏脐瓷灸罐"（图11）。制作特点：熏脐瓷灸罐是用陶土烧制而成，外形似钟，可稳妥施放于脐部或

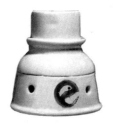

图11 熏脐瓷灸罐

其他身体穴位，无须施术者手持操作。其内为空腔，靠下方2cm处有一横隔，上面有数个洞孔，状如莲蓬，上面可放置艾条，下方又通空气，可保证使艾条充分燃烧，且无掉灰之虑。下口呈喇叭状，放在穴位或施灸部位稳定，决无倒置而烫人致伤之虞。其高为11cm，上口直径5.5cm，下口直径11cm。周边，在横隔下有四个圆洞，分属东、西、南、北，代表木、金、火、水，中间艾火补脾土，寓有五行相生相克之意。其上方，主要用于流通空气和取放艾条之用。操作方法如下：先将根据病症而配制的中药粉末放入肚脐内，再将点燃的艾条放入"熏脐瓷灸"罐内，将罐放置在肚脐（神阙）上；当艾条燃烧完毕（15~20分钟）后，取下"熏脐艾灸"罐，用封脐贴将药贴封脐中，保留24小时。每次施灸时，除选用神阙穴外，尚可选用1~2个配穴进行操作；但最多不可超过

3个穴位。

注意事项：熏脐时间不可太长，一般不超过30分钟；对于皮肤娇嫩者，可适当减少艾灸时间；如被施术者肚脐外凸，则可用面粉合成面团后，围肚脐一圈做成堤状，再放药施灸；除肚脐（神阙穴）可施灸外，还可根据需求选用以下穴位：上脘、中脘、下脘、关元、气海、命门、大椎；根据所治疗病症的不同，可选用不同组方的中药；整个施术过程一般不可超过40分钟，但对一些慢性疾患可适当延长施术时间。

适应证：痛经、颈椎病、暗疮、肩周炎、冻疮、乳腺增生、乳腺炎、神经性皮炎、蛇串疮、丹毒、湿疹、盆腔炎、子宫附件炎等。

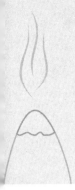

第五章
艾灸的取穴

　　在艾灸中，取穴准确与否十分重要，其直接关系到艾灸的治疗效果。取穴准确，就会有的放矢，切中要害，起到事半功倍之效。否则不仅会贻误时机，甚至会给患者带来痛苦。

一、骨度分寸取穴法

见图12。

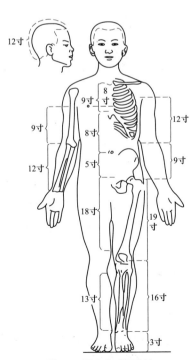

图 12　骨度分寸取穴法

1. 头、面、颈、项部

（1）前发际至后发际：12寸。

（2）眉心至前发际：3寸。

（3）后发际至大椎：3寸。

（4）两头维之间：9寸。

（5）两耳后乳突间：9寸。

2. 胸腹部

（1）天突至岐骨：9寸。

（2）岐骨至神阙：8寸。

（3）神阙至耻骨上缘：5寸。

（4）两乳头之间：8寸。

3. 背部

大椎下至尾骶：21椎。

4. 上肢部

（1）腋前横纹头至肘横纹：9寸。

（2）肘横纹至腕横纹：12寸。

5. 侧胸部

腋下至季胁：12寸。

6. 侧腹部

季胁下至髀枢：9寸。

7. 下腹部

（1）耻骨上缘以下至股骨内上髁：18寸。

（2）胫骨内髁下缘至内踝高点：13寸。

（3）髀枢以下至膝中横纹：19寸。

（4）膝横纹至外踝尖：16寸。

（5）臀横纹至膝横纹：14寸。

（6）外踝尖至足底：3寸。

二、手指同身寸取穴法

这种方法是用患者的手指为标准来定取穴位的方法。但在实际操作中用患者的手指测量十分不便，而往往多用操作者的手指，再根据患者手的大小、长短做一适当调整，来测定穴位（图13）。

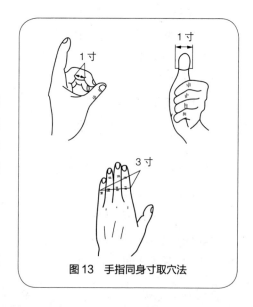

图13　手指同身寸取穴法

1. 中指同身寸

患者中指屈曲，其中指中节两端纹头之间距离作为一寸，可用于四肢及背部取穴。

2. 拇指同身寸

患者拇指指关节的横度距离作为一寸，可用于四肢的取穴。

3. 横指同身寸

又被称为"一夫法"，是患者将食指、中指、无名指和小指并拢，以中指中节横纹处为准，四指横量距离作为3寸。

三、人体自然标志取穴法

1. 简单动作取穴

是以患者的简单动作而取穴的方法。如上肢自然下垂，中指端即为风市穴；手前臂内旋，屈时掌心向面，尺骨小头桡侧出现陷窝即为养老穴。

2. 自然标志取穴

以患者身体的自然标志定位取穴的方法。如两乳头之间取膻中穴，目内眦取晴明穴，十指尖取十宣，屈肘横纹头取曲池，膝横纹中取委中穴等。

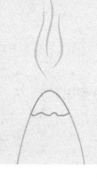

第六章

艾灸的禁忌及注意事项

艾灸治痛方法简单，但内涵深奥。故施术者必须注意禁忌及注意事项。

一、禁忌

（1）被术者，不宜在过度饥饿、疲劳、醉酒、大惊、大恐、大怒情况下施灸。

（2）女性不宜在月经期施灸，怀孕妇女不可在下腹部、腰骶部施灸。

（3）刚吃过饭及过饱勿灸。

（4）心脏部位不可多壮施灸。

（5）面部禁止大艾炷施灸，更不可着肤灸。

（6）精神病、抽搐发作时勿灸。

（7）大动脉、浅表血管及延髓部勿灸。

（8）各种古籍中所载禁灸穴位，如《针灸集成》所载53穴禁灸，《针灸大成》记载45穴禁灸，应作为参考，慎灸。

二、注意事项

（1）面部施灸时应注意，火力不可太大，或长时间停滞在某一穴位，以免灼伤皮肤。

（2）头部或面部（特别是眼部）施灸时，可在上面用纱巾遮盖，再施灸，以免火星烧坏头发或掉入眼内。

（3）取穴要少而精，绝不可漫天撒网。

（4）接受艾灸治疗之体弱者，术者应选用较小艾炷或细艾条，宜少灸，逐渐增加灸量。

（5）对于应选用瘢痕灸者，术者要消除受术者心理恐惧，并征得其同意。

（6）被术者如出现"晕灸"，即突然面色苍白，头晕、恶心、手足发冷，应马上停止施灸，让其平卧，喝一杯温开水或白糖水，很快即可恢复正常；如不解，则可艾灸足三里穴。

（7）选用艾绒要干净、无杂质，否则点燃后会迸出艾火星，易灼伤皮肤或烧坏衣被等物。

（8）施灸完毕，要彻底熄灭艾火以防火灾。

（9）艾灸部位，不可抓破，保持清洁，以免感染。

（10）有些疾患绝非艾灸一次即可痊愈，施术者应对被术者讲清，要有耐心坚持，决不可急于求成，一劳永逸。

（11）个别人施灸后，有腰酸、疲劳、口干等不适反应，大可不必顾虑，继续施灸，则会很快消失。

（12）艾灸局部出现水泡，较小者，宜保护，数日后可吸收自愈；较大者，可用消毒过的针刺破，排出水液，涂上紫药水，数日可愈。

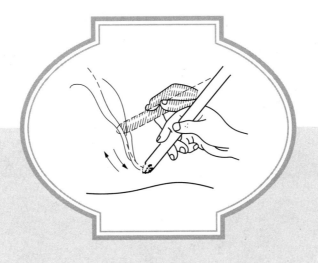

下篇

痛症各论

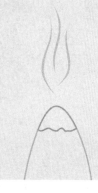

第一章
头面部痛症

一、头痛

头痛，又称"头风"，是患者的一种自觉症状，临床较为常见，是指以头部疼痛为主要临床表现的病症。可分为血管性头痛、偏头痛和神经机能性头痛等。临床多表现为：突然发作，头痛的部位可发生在巅顶、前额、一侧额颞或全头部疼痛。头痛的性质有刺痛、胀痛、跳痛、隐痛或头痛如裂。

中医认为，其病因多为风邪侵袭或内伤等，导致气血逆乱，瘀阻脑络，脑失所养而致。

取穴（图14）

列缺：桡骨茎突上方，腕横纹上1.5寸。

关元：脐下3寸。

方解

列缺为肺经之络穴，通任脉，任脉为"阴脉之海"，可调补气血，"肺朝百脉"，故可宣通气机，通经络，行气血，《马丹阳天星十二穴治杂病歌》曰："列缺……善疗偏头痛。"

关元为任脉俞穴，又与足三阴经相交，可调肝、脾、肾之经气，通经络，补气血，治头痛。《明堂》一书认为关元可治"……头眩痛，身尽热。"

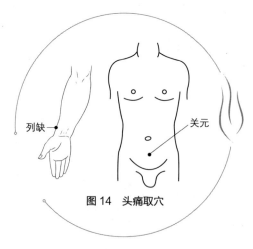

图14 头痛取穴

方法

艾炷非化脓灸，每穴施灸5壮，每日1次，5次为1疗程；艾条温和灸，每次施灸5～10分钟，每日治疗1次，10次为1疗程。

二、偏头痛

偏头痛，西医称之为血管性头痛，是一种周期性发作的疼痛。其是以偏头痛为主要临床表现。中医学称之为"偏头风"。临床多表现为一侧眶上、眶后或额颞部钝痛，当头痛增强时，可有搏动性，并持续为一种剧烈的固定痛。此时头痛可扩展到整个半侧头部甚至向下扩展至上颈部，并伴有面色苍白、恶心、呕吐及视觉障碍如闪光、闪烁的锯齿形线条等。

中医认为，其病因多为风邪侵袭少阳，少阳枢机不利；或肝郁化火循胆经上扰，经络痹阻，日久瘀血阻络而致。

取穴（图15）

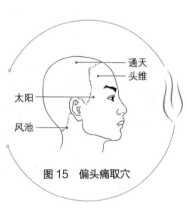

风池：胸锁乳突肌与斜方肌之间凹陷中，平风府穴处。

头维：额角发际直上0.5寸。

通天：承光穴后1.5寸。

太阳：眉梢与目外眦之间向后约1寸凹陷中。

图15 偏头痛取穴

方解

风池为足少阳胆经与阳维脉之会穴，可通经活络，调气血清头窍；头维为足阳明与足少阳的交会穴，可升清降浊；太阳为经外奇穴，可通络散邪止痛；通天为膀胱经腧穴，"经脉所过，主治所及"，是治疗头痛有效穴。

方法

艾条温和灸，每穴施灸5～10分钟，每日治疗1次；艾炷灸，每穴施灸4～6壮，每日治疗1～2次。

三、枕神经痛

其疼痛主要位于枕后及颈部，疼痛剧烈，可一侧或双侧，通常为持续性，可有阵发性加强，并向头顶放射。临床多表现为：一侧枕下及乳突后并枕上、耳及顶部呈尖锐性针刺或刀割样放射痛，触及肌肤可诱发，头项活动则疼痛加剧，发作时可伴有颈肌痉挛。枕神经的出口处有压痛是本病特点，枕大神经的压痛点是乳突与第二颈椎连线的中点（相当风池穴处），枕小神经的压痛点在胸锁乳突肌后上缘。

中医认为，其病因多为风寒外袭，经络闭阻所致。

取穴（图 16）

风池：胸锁乳突肌与斜方肌之间凹陷中。平风府穴处。

完骨：当耳后乳突的后下方凹陷处。

天柱：后发际正中直上0.5寸，旁开1.3寸，当斜方肌外缘凹陷中。

昆仑：外踝高点与跟腱之间凹陷中。

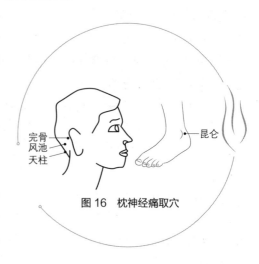

图 16 枕神经痛取穴

方解

风池为足太阳、阳维之会穴，完骨为足太阳、少阳之会，天柱、昆仑为足太阳经穴，诸穴共同可疏散风寒之邪，疏通经络而止痛。《针灸聚英》曰："完骨主治颈项痛，头风耳后痛……风池主治偏头风，颈项如板不得回顾……""天柱穴主治脑痛，头风，脑重如脱……。"昆仑穴又有上病下取之意。

方法

艾条温和灸或雀啄灸，每穴施灸5～10分钟，每日治疗1次；艾炷灸，每穴施灸4～6壮，每日治疗1～2次。

四、经行头痛

经行头痛是指每逢经期，或经前经后，就会出现头痛，当月经干净后头痛渐止。其临床表现为：头痛呈周期性发作，与月经周期有关，头痛可在头顶、额部或偏头痛；可呈针刺样、灼痛或胀痛，头痛程度和月经量有关；可伴有头晕、恶心、呕吐、视力模糊等。本病多见于中年女性。

中医认为，本病多因血虚、血瘀、肝火所致。

取穴（图 17）

百会：后发际正中直上7寸。

太阳：眉梢与目外眦之间向后约1寸凹陷中。

关元：脐下3寸。

次髎：在第二骶后孔中。

方解

百会是督脉俞穴，其为手足三阳经交会穴，督脉入脑，故其有清热开窍，健脑宁神，平肝息风功效，是治疗头痛有效穴；太阳为经外奇穴，有疏风清热，清头目作用；关元补肾助阳，扶正祛邪；次髎为足太阳膀胱经之所结，阳气聚结于此，可通阳固肾。

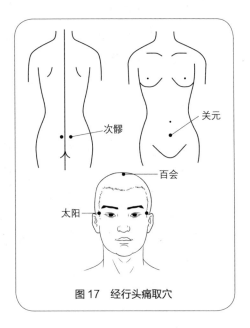

图17　经行头痛取穴

方法

艾条雀啄灸，每穴施灸5～10分钟，每日治疗1次。

小贴士

可经常用枸杞子、菊花适量，加入茶叶，代茶饮。

五、产后身痛

产后身痛，是指产妇分娩以后，在产褥期出现遍身或肢体关节处酸楚疼痛，麻木重着。此疼痛的特点是全身疼痛不舒。临床多表现为：产妇身痛或酸痛、头痛、腰背不得转侧，疼痛时作时止，伴有麻木，痛处按之可减，亦或拒按，按之痛甚，屈伸不利，活动多有不便。

中医认为，其多因气血不足，筋脉失养；或外感寒邪，邪客经脉；亦或瘀血未尽，滞留经脉等所致。

取穴（图18）

神阙：肚脐正中。

膈俞：第七胸椎棘突下，旁开1.5寸。

肾俞：第二腰椎棘突下，旁开1.5寸。

足三里：犊鼻穴下3寸，胫骨前嵴外一横指处。

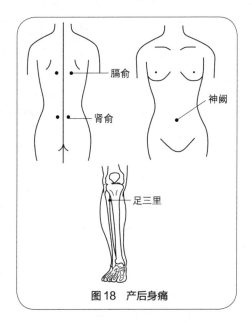

图18 产后身痛

方解

神阙为任脉俞穴，内连脏腑，可调脏腑气血阴阳；膈俞为血会之穴，可补气血，通经络，养血荣筋；肾俞为肾之背俞穴，可兴阳益肾，散寒通经；足三里为足阳明俞穴，可补气血，祛浊秽，通络止痛。

方法

艾条温和灸，每穴施灸5～10分钟，每日治疗1次；艾炷灸，每穴施灸5～7壮，每日治疗1次。

六、高血压

高血压又称原发性高血压，是以动脉压持续升高，尤其是舒张压持续升高为特点的全身性慢性血管疾病。临床多表现为：头痛头胀，眩晕耳鸣，健忘易怒，胸闷心悸，失眠肢麻；若血压急剧升高，可出现剧烈头痛，心动过速，心绞痛，视力模糊，气急，面色潮红或苍白等危象。其隶属于中医学"头痛""眩晕"等范畴。

中医学认为，其病因多为人体阴阳失调，肝肾阴虚，肝阳上亢，风火相煽，灼液成痰，上蒙清窍所致。

取穴（图19）

百会：后发际正中直上7寸。

神阙：肚脐正中。

足三里：犊鼻穴下3寸，胫骨前嵴外一横指处。

涌泉：于足底（去趾）前1/3处，足趾跖屈时呈凹陷。

方解

百会为督脉俞穴，为诸阳之会穴，可泻火降压；神阙为任脉腧穴，内连脏腑，可调气血阴阳；足三里为足阳明俞穴，可健脾化痰；涌泉为肾经之井穴，阴经之井穴属木，木为肝经所属，故可滋阴降火，平肝潜阳。

方法

每次选取2～3穴。艾条灸，每穴施灸5～10分钟，每日或隔日治疗1次；艾炷灸，每穴施灸5～7壮，隔日治疗1次。

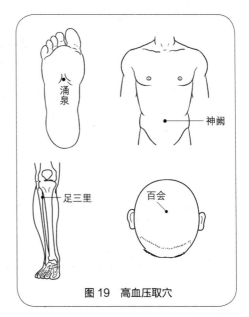

图19 高血压取穴

小贴士

芹菜饮

配方：芹菜250g、红枣10枚。

方法：煎水代茶饮。

有防治高血压，动脉硬化作用。

七、睑缘炎

睑缘炎，是指睑缘处红赤溃烂，灼痛刺痒，顽固难愈的一种较为常见的外障眼病。中医称之为"烂弦风"。临床多表现为：睑缘红赤溃烂，自觉疼痛刺痒；伴有眼泪胶黏，睫毛成束或倒睫，甚至秃睫，亦或睫毛根部有糠皮样脱屑。

中医认为，此病多与风、湿、热有关。

取穴（图20）

大骨空：大拇指中节上，屈指当骨尖陷中。

小骨空：小指第二节尖端。

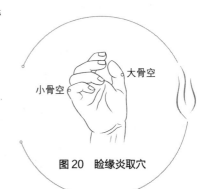

图20 睑缘炎取穴

方解

大小骨空为经外奇穴，是治疗此证经验穴。

方法

艾炷灸，大小骨空各施7壮，口吹火灭。

八、结膜炎

结膜炎，俗称"红眼病"，是以结膜充血及有大量黏液及脓性分泌物为特征的疾病。临床多表现为目白晴红赤、羞明、流泪，眼内微痒刺痛，眵多或清稀或胶结，重者可头痛心烦。其隶属于中医学"赤眼""风火眼""天行赤目"范畴。

中医认为，其病因多为外感时疫热毒所致。

取穴（图21）

耳尖：耳廓上部，耳尖处。

方解

耳尖为经外奇穴，是治疗目疾经验穴。

方法

取患眼对侧耳尖穴，施艾条温和灸，施灸以患者之患处有温热感为度。每次10～15分钟，一般1次即可。

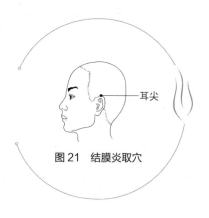

图21 结膜炎取穴

九、角膜溃疡

角膜溃疡是角膜化脓性炎症病变。临床多表现为：剧烈眼痛、畏光、流泪、视物不清。角膜面粗糙，呈灰白色混浊，有的很快形成大片溃疡。其隶属于中医学"花翳白陷症""凝脂翳""蟹睛"等范畴。

中医认为，其病因多为气血不足，经络阻滞而致。

取穴（图22）

阳溪：腕背横纹桡侧端，拇短伸肌腱与拇长伸肌腱之间的凹陷中。

方解

阳溪为手阳明经腧穴，阳明经多气多血，可疏通经络，调畅气血。

方法

艾炷隔蒜灸，左眼病灸右阳溪，右眼病灸左阳溪，每次7壮，每日1次，可灸3～5日。

取穴

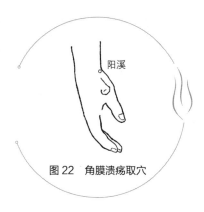

图22　角膜溃疡取穴

十、电光性眼炎

电光性眼炎是由电光发出的紫外线照射眼部后所引起的角膜、结膜的炎症反应。临床多表现为：双眼受到紫外线照射后4～8小时突然发病，眼睑痉挛，不能睁眼，羞明、流泪、异物感、结膜充血，睑肿难睁，并有烧灼样疼痛。

中医学认为，其病因多为感受外邪、伤及经络、目失所养所致。

取穴（图23）

太阳：眉梢与目外眦之间向后约1寸凹陷中。

合谷：手背，第一、二掌骨之间，约平第二掌骨中点处。

方解

太阳为经外奇穴，又位于目旁，故可疏风清热，活血散瘀，止痛消肿；合谷为手阳明俞穴，可清阳明之伏热，散风明目，消肿止痛。

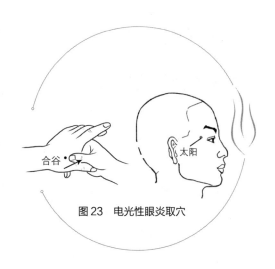

图23　电光性眼炎取穴

方法

艾条雀啄灸，每穴施灸5～10分钟，每日施灸1～2次；灸后患眼滴入人乳2滴。

十一、青光眼

青光眼是以眼压增高（超过30mmHg以上），进行性损害神经纤维造成视野缺损为主的综合征。临床多表现为：头痛剧烈，眼胀，恶心呕吐，结膜充血，角膜混浊，虹视，视力下降。其隶属于中医学"缘风内障"范畴。

中医认为，其病因多为风、火、痰等导致气血失和，气机阻遏，目中玄府闭塞，神水滞积而致。

取穴（图24）

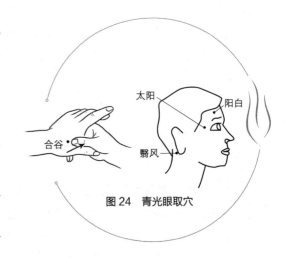

图24 青光眼取穴

太阳：眉梢与目外眦之间向后约1寸凹陷中。

阳白：目正视，瞳孔直上，眉上1寸。

翳风：乳突前下方，平耳垂后下缘的凹陷中。

合谷：手背，第一、二掌骨之间，约平第二掌骨中点处。

方解

太阳为经外奇穴，又位目旁，可改善眼部气血运行，行气明目；阳白为足少阳经穴，亦位于目旁，可疏调局部经气；翳风、合谷可散风清热消障。

方法

艾条雀啄灸或温和灸，每穴施灸5～10分钟，每日施灸1～2次。

十二、虹膜结状体炎

虹膜结状体炎，多由外伤、角膜溃疡、结核、风湿热、齿槽炎、扁桃体炎、淋病及病毒感染引起。临床多表现为头痛，眼球有坠痛感，抱轮红赤、畏光、流泪、视力减退，日久会眼球萎缩而失明。其隶属于中医学"神瞳缩小""瞳神干缺"等范畴。

中医认为，其病因多与风火热毒有关。

取穴（图25）

太阳：眉梢与目外眦之间向后约1寸凹陷中。

曲池：屈肘，成直角，当肘横纹外端与肱骨外上髁连线的中点。

合谷：手背，第一、二掌骨之间，约平第二掌骨中点处。

足三里：犊鼻穴下3寸，胫骨前嵴外一横指处。

三阴交：内踝高点上3寸，胫骨内侧面后缘。

方解

太阳为经外奇穴，又位目旁，可疏调局部经气；曲池、合谷为手阳明腧穴，可清热解毒明目；足三里为足阳明腧穴，可益气养血，补益后天；三阴交为脾经腧穴，又为足三阴经交会穴，可补肝肾，益气健脾，养目明目。

方法

艾条温和灸，每穴施灸5～10分钟，每日施灸1～2次。

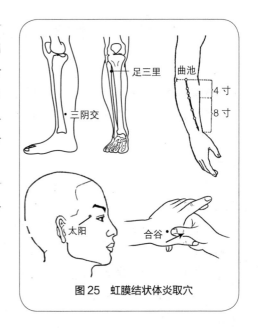

图25 虹膜结状体炎取穴

十三、急性鼻窦炎

急性鼻窦炎属于中医的实证鼻渊范畴。临床多表现为：鼻流浊涕不止，或黄或白量多；伴有头痛、鼻塞、喷嚏、鼻痒、嗅觉减退。

中医认为，其病因多为风邪犯肺，肺失清肃，邪滞鼻窍；或七情不调，肝失疏泄，气郁化火，伤及鼻窍；亦或脾胃湿热，运化失常，清气不升，浊停鼻窍所致。

取穴（图26）

印堂：两眉头连线的中点。

迎香：鼻翼外缘中点，旁开0.5寸，鼻唇沟中。

方解

印堂为经外奇穴，又位于鼻上，可疏通鼻之经络气血；迎香为手阳明腧穴，阳明经挟鼻孔，可调经气，泄热，通鼻窍。

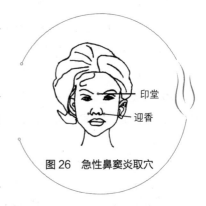

图26 急性鼻窦炎取穴

方法

艾条雀啄灸或温和灸，每穴施灸10分钟，每日治疗1次。

十四、化脓性中耳炎

化脓性中耳炎，是由化脓性致病菌侵入，引起中耳黏膜及骨膜的炎症性病变，以耳内流脓为主症的疾病。临床多表现为：耳内剧烈胀痛，并有突出的跳痛及耳周围针刺样痛，甚至疼痛放散至患侧的头部，听力减退或有耳鸣，耳道内流黄色脓液。

中医认为，其病因多为外感风热，或肝胆火盛，结聚耳窍，蒸灼耳膜，化腐成脓所致。

取穴（图 27）

翳风：乳突前下方，平耳垂后下缘的凹陷中。

方解

翳风为手少阳经腧穴，手少阳行于耳周，入耳中，故其可疏利少阳，清热泻火，祛浊通窍。

方法

艾条温和灸。灸前先用消毒棉签清洁外耳道，再滴入过氧化氢洗濯，并用消毒棉球拭净，再施灸。每次施灸5分钟左右。

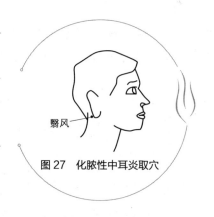

图 27　化脓性中耳炎取穴

翳风

十五、牙痛

牙痛是常见的口腔病症，中医主要分为三种类型：风热牙痛、胃火牙痛、虚火牙痛。临床多表现为：牙齿疼痛，牙龈肿胀，得冷痛减，口臭、口渴、便秘；或牙痛隐隐，时痛时止，牙齿松动，咬物无力等。

中医认为，其病因多为胃肠有热，或外感风热，内侵阳明，循经上炎；或肾阴不足，虚火上炎；亦或口齿不洁，垢秽蚀齿而引发。

取穴（图 28）

主穴

下关：颧弓下缘，下颌骨髁状突之前方，切迹之间凹陷中。

颊车：下颌角前上方一横指凹陷处，咬肌隆起最高点处。

合谷：手背，第一、二掌骨之间，约平第二掌骨中点处。

配穴

风火牙痛加风池：胸锁乳突肌与斜方肌之间凹陷中，平风府穴处。

胃火牙痛加内庭：足背，第二、三趾间缝纹端。

虚火牙痛加太溪：内踝高点与跟腱之间凹陷处。

方解

下关、颊车皆为足阳明胃经腧穴，足阳明胃经入上齿中；合谷为手阳明经原穴，手阳明经入下齿中，故三穴可清热散风止痛；风池为足少阳胆经腧穴，可祛风散邪，行血通络；内庭为足阳明胃经荥穴，"荥主身热"，故可引热下行；太溪为肾经原穴，可滋阴清热，降火止痛。

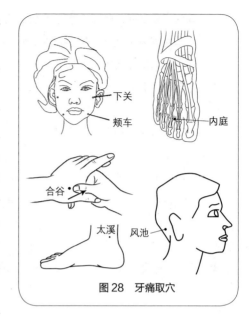

图28 牙痛取穴

方法

艾条雀啄灸或温和灸，每穴施灸5～10分钟，每日治疗1～2次。

十六、三叉神经痛

三叉神经痛是指在三叉神经分布范围以内，反复出现的阵发性、短暂剧烈疼痛。有原发性和继发性两种，以中年、老年女性多见。临床多表现为：疼痛呈发作性刀割样、撕裂样或烧灼样剧痛，突发突止，发作多数秒，最长不超过1～2分钟，缓解后如常人。疼痛多限于一侧，以第二、三支的发生率最高，第一支较少发生。发生常因说话、咀嚼、刷牙、洗脸等激惹"扳机点"而诱发。本病病程长，颇为顽固。其隶属于中医学"面痛"范畴。

中医认为，本病病因多为风热外袭，气血阻滞，经络不通；或阴虚阳亢，风火上升所致。

取穴（图29）

主穴

下关：颧弓下缘，下颌骨髁状突之前方，切迹之间凹陷中。

阳白：目正视，瞳孔直上，眉上1寸。

翳风：乳突前下方，平耳垂后下缘的凹陷中。

配穴

第二支痛加颧髎：目外眦直下，颧骨下缘凹陷中。

四白：目正视，瞳孔直下，当眶下孔凹陷中。

第三支痛加颊车：下颌角前上方一横指凹陷处，咬肌隆起最高点处。

夹承浆：承浆穴旁开1寸。

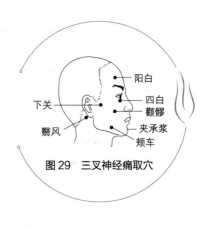

图29 三叉神经痛取穴

方解

下关、颧髎、四白、颊车可通经活络，疏通局部经气；阳白为足少阳与阳维脉之交会穴，可清热散风；翳风为手少阳与足少阳之交会穴，可清热散邪；夹承浆为经外奇穴，是祛风止痛之经验穴。

方法

艾条雀啄灸或温和灸，每穴施灸5～10分钟，每日治疗1～2次。

十七、下颌关节功能紊乱症

本病为口腔科常见病症之一。青壮年多发，一般为单侧发病，亦可累及双侧。临床表现为：下颌关节运动障碍，开口过小，开口偏歪，开闭口有绞锁，活动时关节区及其周围肌群疼痛，关节运动时有弹响声。

中医认为，其病因多为风寒外袭，经络不畅，关节失利所致。

取穴

阿是穴：痛点。

方解

阿是穴可直达病所，取效快。

方法

艾炷隔姜灸，每次施灸5～6壮，灸至局部皮肤潮红为度，每天治疗1次，7天为1疗程；艾条回旋灸，每次施灸5～10分钟，每日治疗1次，10次为1疗程。

十八、颌骨骨髓炎

颌骨骨髓炎，是以牙槽骨腐坏，甚或有死骨形成为特征的病症。临床多表现为：初起下颌骨疼痛，渐加剧，牙齿松动，不可咬物，咬物则疼痛加剧；腮颊处红肿焮热，破溃后流脓，不易愈合；日久有腐骨从溃口露出；可伴有头昏目眩，体乏无力等。其隶属于中医学"骨槽风""穿腮毒""附骨"等范畴。

中医认为，其病因多因牙齿龋蚀，风火邪毒乘机侵袭；或气血耗损，颌骨失养所致。

取穴（图30）

女膝穴：足后跟正中，赤白肉际。

方解

女膝穴为经外奇穴，可清热泻火，引毒热下行，此即为上病下治。

方法

艾炷灸，每日灸1壮，连灸1个月，即可愈。

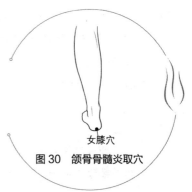

女膝穴

图30 颌骨骨髓炎取穴

十九、口腔溃疡

口腔溃疡是指口腔黏膜发生黄白色如豆大的溃疡点为特征的病症。临床多表现为：口腔黏膜上出现黄白色如豆大、表浅的小溃疡点，溃疡点可1～2个，亦可多个，并可融合成小片，灼热痛甚。溃疡点以唇、舌、颊及齿龈部多见，疼痛可随饮食刺激而出现，常易反复发作。其隶属于中医学"口疮""口疳"范畴。

中医认为，其病因多为饮食不节，复感风、火、燥邪，热盛化火，循经上攻于口；或口腔不洁，口腔损伤，毒邪乘机而入；亦或体虚，阴虚火旺，虚火上炎而致。

取穴（图31）

神阙：肚脐正中。

劳宫：第二、三掌骨之间，握拳，中指尖下是穴。

方解

神阙为任脉腧穴，内连脏腑，可调脏腑气血阴阳；劳宫为手厥阴心包经腧穴，可泻心火，解热毒，消肿止痛。

方法

艾条雀啄灸或温和灸，每穴施灸5～15分钟，每日治疗1次。

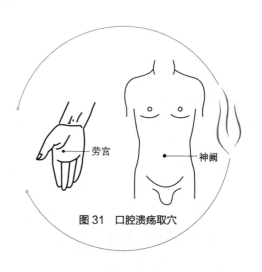

劳宫

神阙

图31 口腔溃疡取穴

二十、慢性唇炎

　　慢性唇炎，是一种以口唇肿胀，湿烂脱屑为特征的皮肤病。临床多表现为：初起患处发红作痒，破裂流水，痛如火燎，继则肿胀结痂，痂落后红肉露出，其痛更甚；或破裂流水，浸渍糜烂，痒痛相兼；日久干燥皲裂，状如无皮，唇瞤不止。此病多见于年轻女性。其隶属于中医"唇风""唇疮""唇裂""口吻疮"等范畴。

　　中医认为，其病因多为饮食不节，湿热内蕴，上蒸口唇；或思虑过度，脾运受遏，湿郁化热，熏蒸于上；亦或平素咬唇、舔唇，风热郁结不散等所致。

取穴（图32）

　　承浆：颏唇沟的中点。

　　合谷：手背，第一、二掌骨之间，约平第二掌骨中点处。

方解

　　承浆为任脉腧穴，又位于口唇下，可改善局部气血，以祛风润燥；合谷为手阳明腧穴，阳明经多气多血，可清热解毒，"面口合谷收"，故可治口唇之疾。

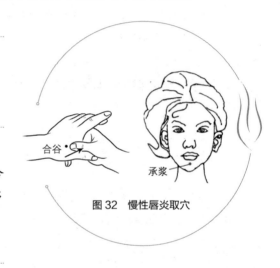

图32　慢性唇炎取穴

合谷　承浆

方法

　　先灸合谷，男左女右。艾条灸，每穴施灸5～10分钟，每日治疗1次；艾炷灸，每穴施灸3壮，每日治疗1次。

二十一、单纯性疱疹

　　单纯性疱疹，是一种在热病过程中，口鼻周围发生疱疹的皮肤病。临床多表现为：在皮肤和黏膜交界处，口角、唇缘、鼻孔附近，先发红灼热，时有痒痛，继之起针尖至粟米大小水疱，密集成群，四周红晕，疱液澄清，渐至混浊，破溃糜烂，流出脂水，渐干燥结痂，留有色斑，日久消退。其隶属于中医学"热疮""热风疮""火燎疮"等范畴。

　　中医认为，其病因多为脾胃不和，复感风热，湿热蕴结，化毒上蒸头面；或热病之中，复感热邪，热邪伤阴所致。

取穴

阿是穴：患处。

方解

阿是穴可直达病所，取效快。

方法

贴棉灸：取微薄一层棉花，越薄越好，不要人为将厚棉压成薄片，薄棉中勿有空隙和洞眼。患处暴露，将薄棉按患处大小覆盖于上，令患者闭眼，用火柴点燃一端灸之，患者可有一过性轻微烧灼感，无需任何处理，每日烧灸1次，最多4次。

二十二、流行性腮腺炎

流行性腮腺炎，是一种由病毒引起的急性传染病。临床多表现为：腮肿，伴有头痛、发热、恶寒，腮肿多在一侧，亦或两侧，呈漫肿状，触之有触痛及弹性感，开口不利，咀嚼困难，偶可引发睾丸肿痛，严重者可发生昏迷、呕吐等危症。其隶属于中医学"蛤蟆瘟""痄腮"等范畴。

中医认为，其病因多为外感时行温毒，更内有痰火，热邪蕴积少阳，循经外发而致。

取穴（图33）

角孙穴：耳尖处的发际。

方解

角孙穴为手足少阳、手太阳之交会穴，可清热散风消肿，是治疗本病常用穴。

方法

灯火灸。将角孙穴处头发剪短，常规皮肤消毒，取灯心草蘸香油点燃，迅速接触穴位，可听"叭"声，立即离开穴位，治疗1~2次即可愈，若肿不消，次日可再灸1次。

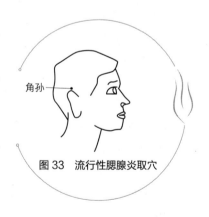

角孙

图33　流行性腮腺炎取穴

二十三、急性扁桃体炎

急性扁桃体炎多由链球菌、葡萄球菌侵入扁桃体引起。临床多表现为：咽喉疼痛，扁桃体充血、肿大，甚至有黄白色点状或片状渗出物，易拭去，拭去后不出血；可伴有发热恶寒，舌红苔薄，脉浮数。其隶属于中医学"乳蛾"范畴。本病好发于冬、春季，以儿童、青年多见。

中医认为，其病因多为肺胃内蕴热毒，复感风热之邪，热毒上壅咽喉所致。

取穴（图34）

扁桃穴：下颌角下缘，颈动脉前方。

合谷：手背，第一、二掌骨之间，约平第二掌骨中点处。

少商：拇指桡侧指甲角旁约0.1寸。

方解

扁桃穴可消炎止痛，是治疗急性扁桃体炎的经验穴；合谷为手阳明经原穴，可清热散风，通经活络；少商为手太阴经井穴，可清热解毒，消肿散热。

方法

艾条灸，每穴施灸5～10分钟，每日治疗1～2次。

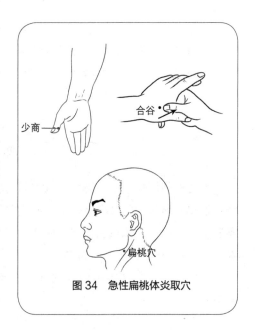

图34　急性扁桃体炎取穴

二十四、咽喉肿痛

咽喉肿痛是以咽喉红肿疼痛、吞咽不适为特症的病症。临床多表现为：发病较急，咽喉红肿灼热、疼痛，吞咽不适；伴有咳嗽、咽干、口渴、便秘；或咽喉稍肿，色暗红，疼痛较轻，吞咽时觉痛楚，入夜则症状加重。其隶属于中医学"喉痹"范畴。

中医认为，其病因多为外感风热之邪，熏灼肺系；或肺、胃二经蕴热上炎；亦或胃阴不足，虚火上炎所致。

取穴（图35）

廉泉：在喉结上方，舌体上缘凹陷中。

方解

廉泉为任脉俞穴，又位于喉结之上，可清利咽喉，消肿止痛。

方法

艾炷隔姜灸，每次施灸1~5壮，每日或隔日治疗1次。

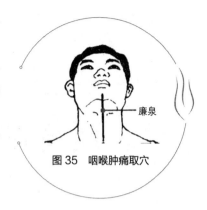

图35　咽喉肿痛取穴

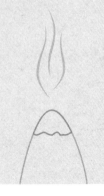

第二章

颈肩部痛症

一、颈椎综合征

颈椎综合征，是指因颈椎骨质增生、颈椎间盘慢性退变、韧带及关节囊的退行性改变或肥厚等病变，刺激或压迫颈神经、神经根、脊髓、血管、交感神经和其周围组织而引起的综合证候群。临床多表现为颈项疼痛，常向一侧或两侧肩部、上肢放射，往往头部活动或下压头部及肩部时，疼痛更为明显。疼痛可为纯痛、烧灼痛或放射痛，疼痛可深达肌肉、骨骼、关节等，后期可出现颈项强硬，活动受限，或有上肢麻木、屈伸不利，筋缩肌瘦等症。其隶属于中医学"痹证""痿证"范畴。

中医认为，其病因多为素体虚弱，阳气不足，腠理不固，风寒湿邪，乘虚侵袭而致。

取穴（图 36）

大椎：第七颈椎棘突下。

天柱：后发际正中直上0.5寸，旁开1.3寸，当斜方肌外缘凹陷中。

风池：胸锁乳突肌与斜方肌之间凹陷中，平风府穴处。

肩井：大椎穴与肩峰连线的中点。

后溪：握拳，第五指掌关节后尺侧，横纹头赤白肉际。

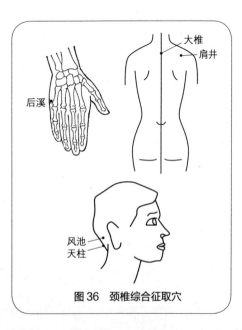

图36 颈椎综合征取穴

方解

大椎为督脉腧穴，可疏调局部经气，通经活络；天柱为膀胱经腧穴，天柱又位于颈椎旁，可疏调局部经气；风池为足少阳胆经腧穴，可祛风活血止痛；肩井为胆经腧穴，可通经活络；后溪为手太阳腧穴，其又通督脉，可活血止痛。

方法

艾炷灸，每穴施灸3~5壮，每日施灸1~2次；艾条温和灸，每穴施灸5~10分钟，每日治疗1次。

二、落枕

落枕又称"颈部伤筋"，是一种急性、单纯性颈项强直而疼痛的病症。临床多表现为：晨起后感到一侧颈部酸痛、强直、转动不利，不能前后俯仰，左右回顾，扭向健侧痛甚，有时疼痛可向肩背部扩散，头常向患侧倾斜，局部压痛明显。

中医认为，其病因为因感受风寒，气血凝滞，经络不畅而引发。

取穴（图37）

风池：胸锁乳突肌与斜方肌之间凹陷中，平风府穴处。

阿是穴：即疼痛点。

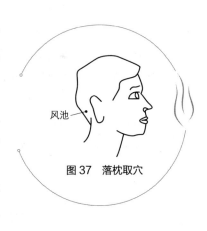

图37 落枕取穴

方解

风池为手少阳、足少阳、阳维脉之交会穴，可祛风散寒，通经活络，是治疗本病常取穴。《圣济总录》认为，风池穴可治"颈项强不得回顾……可灸七壮。"阿是穴可直达病所，取效快。

方法

艾条温和灸，每穴施灸5~15分钟，每日治疗1次；艾炷灸，每穴施灸3~5壮，每日治疗1~2次。

三、肩关节周围炎

肩关节周围炎是肩关节周围软组织和关节囊的一种退行性、炎症性病变。临床多表现为：初起肩部单侧或双侧疼痛、酸楚，可向颈部和上肢放射，日轻夜重，夜间甚至可因疼痛而醒，晨起较轻，稍事活动，疼痛即可减轻。后期可出现肩关节活动、上举、内收、外展等受限。其隶属于中医学"肩痹""肩凝症""漏肩风""冻结肩"等范畴。多发于50岁左右之人，女性多于男性，故称其为"五十肩"。

中医认为，其病因多为感受风、寒、湿邪所致。

取穴（图38）

肩髃：肩峰端下缘，当肩峰与肱骨大结节之间，三角中央。肩平举时，肩部出现两个凹陷，前方的凹陷中。

肩贞：腋后皱襞上1寸。

臂臑：曲池与肩髃穴的连线上，曲池穴上七寸，三角肌下端。

曲池：屈肘，成直角，当肘横纹外端与肱骨外上髁连线的中点。

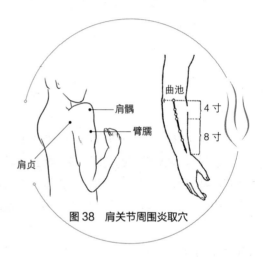

图38 肩关节周围炎取穴

方解

肩髃、肩贞、臂臑皆位于肩周，可疏调局部经气，祛风散寒，调理气血；曲池为手阳明俞穴，可利湿通络，舒筋活血止痛。

方法

艾条温和灸，每穴施灸5～15分钟，每日治疗1次；艾炷灸，每穴施灸5～10壮，每日施灸1～2次。

四、冈上肌腱炎

冈上肌腱炎是一种退行性病变。临床多表现为：肩部外侧持续性疼痛，向颈、三角肌上点放射。肩峰下滑囊处有明显压痛，上肢外展60°～120°时疼痛明显。有时出现肌萎缩。

中医认为，其病因多为感受寒湿之邪，客居经脉；或外伤损络，气血阻滞而致。

取穴（图39）

大椎：第七颈椎棘突下。

巨骨：在肩上部，当锁骨肩峰端与肩胛冈之间凹陷处。

肩髎：肩峰后下方，上臂外展，
肩髃穴后寸许的凹陷中。

肩髃：肩峰端下缘，当肩峰与肱
骨大结节之间，三角中央。肩平
举时，肩部出现两个凹陷，前方
的凹陷中。

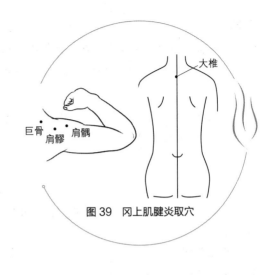

图39 冈上肌腱炎取穴

方解

大椎为督脉腧穴，又为诸阳之会
穴，可疏散寒湿，通经活络；肩
髎、肩髃、巨骨皆位于肩周，可
改善局部气血，疏经通络，行气
活血止痛。

方法

艾条温和灸，每穴施灸5～10分钟，每日治疗1次；艾炷隔姜灸，每穴施灸5～7壮，
每日治疗1次。

五、肩峰下滑囊炎

肩峰下滑囊炎是退行性病变。临床多
表现为：肩部外侧压痛，上臂旋转及外展
时疼痛，功能障碍。

中医认为，其病因多为外感风、寒、
湿邪，闭阻经脉；或受急、慢性外伤经络
受损而引发。

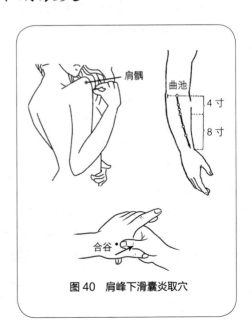

图40 肩峰下滑囊炎取穴

取穴（图40）

肩髃：肩峰端下缘，当肩峰与肱骨大
结节之间，三角中央。肩平举时，肩
部出现两个凹陷，前方的凹陷中。

曲池：屈肘，成直角，当肘横纹外端
与肱骨外上髁连线的中点。

合谷：手背，第一、二掌骨之间，约
平第二掌骨中点处。

方解

肩髃为手阳明经腧穴，又位于肩部，可改善局部气血，祛风散寒，调理气血；曲池、合谷亦为手阳明腧穴，阳明经多气多血，故可祛湿活络，濡养筋骨。

方法

艾条温和灸，每穴施灸10～20分钟，每日治疗1～2次；艾炷灸，每穴施灸4～8壮，每日或隔日治疗1次。

六、肱二头肌长头肌腱炎

肱二头肌长头肌腱炎是一种退行性病变。临床多表现为：肩关节内侧端肿胀疼痛，屈肘动作时痛处有摩擦感。

中医认为，其病因多为感受风寒湿邪，经络阻滞；或轻度外伤，以使经络受损，气血不畅，经筋失养而引发。

取穴（图41）

肩内陵：腋前皱襞上1寸。

曲泽：肘横纹中，肱二头肌腱尺侧。

合谷：手背，第一、二掌骨之间，约平第二掌骨中点处。

方解

肩内陵为经外奇穴，又位于肩内侧，可改善局部经气，祛风湿，养筋脉；曲泽为手少阴心经腧穴，可理气血，通络活血；合谷为手阳明腧穴，可祛风散寒。

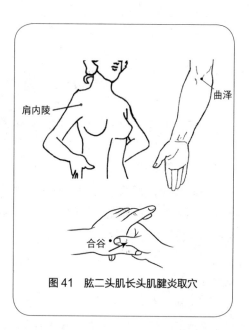

图41 肱二头肌长头肌腱炎取穴

方法

艾条温和灸，每穴施灸10～20分钟，每日治疗1次；艾炷灸，每日施灸1～2次，每穴施灸4～6壮。

七、颈淋巴结核

颈淋巴结核是由感染结核杆菌所致，好发于儿童及青年，多发于耳后及颈项间，一侧或双侧受累。临床多表现为：颈项生有豆、杏大小的肿块，一个或数个，散在。初起按之坚硬、可动；日久局部发热，肿块破溃流脓，收口后又复发。可伴有胸胁胀满，两胁串痛，易怒；亦或干咳、少痰，潮热盗汗，神疲乏力等。其隶属于中医学"瘰疬"的范畴。

中医认为：其病因多为七情不调，肝郁化火；或阴虚内热，炼液为痰；亦或肺阴不足，津液不能正常输布，凝聚为痰而发。

取穴（图42）

百劳：大椎穴上2寸，旁开1寸。

肩井：大椎穴与肩峰连线的中点。

天井：屈肘，当肘尖上方1寸许凹陷处。

少海：屈肘，在内侧横纹头，当肱骨内上踝前方凹陷处。

方解

百劳为经外奇穴，可清肺化痰，散结聚；肩井为手足少阳、阳维脉之会穴，可通经活络，解郁化痰；天井、少海是治疗瘰疬的经验穴。

方法

艾条灸，每穴施灸5~15分钟，每日治疗1次；艾炷灸，每穴施灸3~5壮，每日或隔日治疗1次。

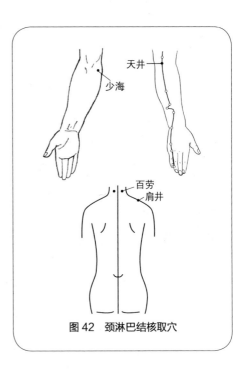

图42 颈淋巴结核取穴

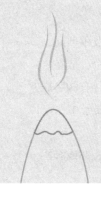

第三章

腰背臀部痛症

一、背痛

背痛，是一种慢性退行性病变。临床多表现为：背部酸痛或冷痛，夜晚或阴雨天症状加重，有压痛点，固定不移，皮色正常。其隶属于中医学"痹证"范畴。

中医认为，其病因为外感寒湿之邪，邪凝经脉，气血运行不畅；或气血亏虚，筋脉失养所致。

取穴（图43）

阿是穴：背部痛点。

肾俞：第二腰椎棘突下，旁开1.5寸。

方解

阿是穴可直达病所，祛风寒湿邪，疏通经络；肾俞为膀胱经腧穴，又为肾之背俞穴，膀胱经"挟背抵腰中"，故可疏导经气，补肾益精。

方法

艾炷隔姜灸，每穴施灸7～10壮，隔日治疗1次；艾条温和灸，每穴施灸5～15分钟，以局部皮肤潮红为度，每日治疗1次。

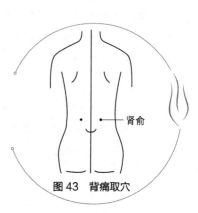

肾俞

图43　背痛取穴

二、肩胛缝痛

肩胛缝痛，是指位于肩胛骨内侧缘的缝内的疼痛性病症。临床多表现为：肩胛骨内侧缘内酸痛，痛处固定不移，夜晚或阴雨天疼痛加重，怕风寒，空调或吹风扇则疼痛加剧，喜温暖，喜按揉。其隶属于中医学"痹证"范畴。

中医认为其病因多为感受风寒湿之邪，经络阻滞，气血运行不畅所致。

取穴（图 44）

阿是穴：痛点。

大椎：第七颈椎棘突下。

方解

大椎为督脉腧穴，又为诸阳之会穴，可除寒祛邪，通经活络；阿是穴可直达病所，散寒邪止疼痛。

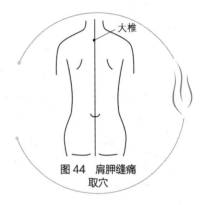

图 44　肩胛缝痛取穴

方法

温针灸，先取1.5寸毫针刺入腧穴，使之得气，再在针之尾部插上1.5寸左右艾条段点燃，每穴烧2支艾段，每日治疗1次；艾炷隔姜灸，每穴施灸5～7壮，每日或隔日治疗1次。

三、腰痛

腰痛，是以自觉腰部疼痛为主症的病症。临床多表现为：腰部重痛、酸麻、或拘急不能俯仰，甚至痛连臀腿，天气变化或阴雨风冷时疼痛加重；或晨起腰痛、劳累、久坐时加重，触之僵硬，痛点不移；亦或腰部酸痛，喜揉喜按，劳累后加重，反复发作。

中医认为，其病因多为外感寒湿、湿热之邪，邪蕴久化热；或跌仆外伤；亦或体虚，房室不节，而使经脉闭阻，气血不畅，筋脉失养所致。

取穴（图 45）

主穴

肾俞：第二腰椎棘突下，旁开1.5寸。

委中：腘窝纹中央。

志室：第二腰椎棘突下，旁开3寸。

腰阳关：第四腰椎棘突下。

配穴

湿盛者阴陵泉：胫骨内侧髁下缘凹陷处。

肾阳虚加关元：脐下3寸。

肾阴虚加太溪：内踝高点与跟腱之间凹陷中。

方解

肾俞、志室、委中皆为膀胱经腧穴，肾俞又为肾之背俞穴，其和志室可补肾强腰；委中是治疗腰背痛常用穴，"腰背委中求"；腰阳关为督脉腧穴，可壮腰散寒，疏利关节；阴陵泉可祛湿散寒；关元可补肾温阳；太溪可补肾强腰。

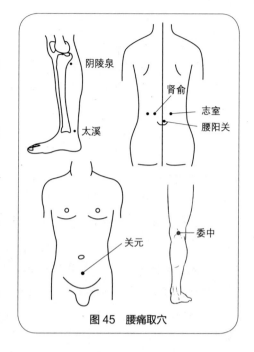

图45 腰痛取穴

方法

艾条温和灸，每穴施灸5～10分钟，每日治疗1次；艾炷灸，每日施灸1～2次，每穴施灸5～7壮。

四、急性腰扭伤

急性腰扭伤俗称"闪腰""岔气"，是由于腰部软组织过度牵拉或卒然扭闪所致的腰部肌肉、韧带、筋膜等软组织的急性损伤。临床多表现为：活动中突然腰部一侧或两侧剧烈疼痛，局部肌肉痉挛，活动受限，俯仰屈伸转侧困难，咳嗽、打喷嚏时加重。

中医认为，其病因多为用力过度或体位不当，而使肌肉、筋脉受损，气血闭阻，经气逆乱所致。

取穴（图46）

命门：第二腰椎棘突下。

肾俞：第二腰椎棘突下，旁开1.5寸。

昆仑：外踝高点与跟腱之间的凹陷中。

阿是穴：腰部压痛点。

方解

命门为督脉腧穴，可通调督脉经气；肾俞为膀胱经腧穴，又为肾之背俞穴，可补肾壮腰；昆仑为膀胱经腧穴，可疏调腰部经气，此为远端取穴；阿是穴可疏调局部经络之气，化瘀止痛。

方法

艾炷灸，每穴施灸4~6壮，每日治疗1次；艾条灸，每穴每次施灸5~10分钟，每日治疗1次。

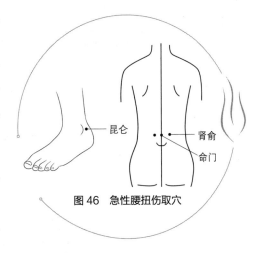

图 46 急性腰扭伤取穴

五、腰肌劳损

腰肌劳损是由于腰部扭伤后没有及时治疗，或治疗不当而延误病情，以致腰背肌纤维和筋膜产生的慢性炎症。临床多表现为：腰部单侧或双侧疼痛酸胀，时轻时重，经常反复发作，劳累后加重；腰酸痛常与寒湿和天气变化有关，喜暖畏寒，阴雨天与潮湿环境或感受风寒，则疼痛加剧，腰部板硬，活动欠佳，甚至可牵及臀部及下肢活动。其隶属于中医学"腰脊痛"范畴。

中医认为，其病因多为寒湿之邪，客于经脉，气血阻滞，或负重闪挫，伤及经络，气血运行不利，经脉失养所致。

取穴（图 47）

肾俞：第二腰椎棘突下，旁开1.5寸。

命门：第二腰椎棘突下。

腰阳关：第四腰椎棘突下。

十七椎下：第五腰椎刺突下凹陷处。

腰眼：第四腰椎棘突下，旁开3~4寸凹陷中。

承山：腓肠肌两肌腹之间凹陷的顶端。

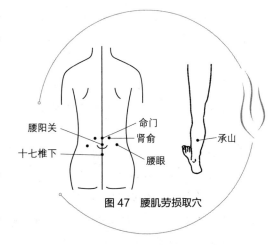

图 47 腰肌劳损取穴

方解

肾俞为肾之背俞穴，可壮腰益肾；命门为元气之本，可补肾阳，通经络；腰阳关、腰眼、十七椎下可疏通局部经络及经筋之气血而止疼痛；承山为膀胱经腧穴，膀胱经"挟背抵腰中""经脉所过，主治所及"，故其可疏调腰背经脉之气血，活血通络止痛。

方法

每次选取3~4穴。艾条温和灸，每穴施灸5~10分钟，每日治疗1次；艾炷灸，每穴施灸5~7壮，每日或隔日治疗1次。

六、腰椎间盘脱出症

因腰部屡受损伤或其他原因，可使腰椎周围纤维环变性、萎缩，韧带弹性降低，再加上突然外力损伤，造成纤维软骨破裂，腰椎间髓核突出，压迫脊髓或神经根者，称为腰椎间盘脱出症。临床多表现为腰腿痛、麻木、下肢放射性疼痛，多放射至大腿后侧、小腿外侧、足跟部或足跟外侧，多为一侧性腰腿串痛；亦或双下肢疼痛麻木、咳嗽、喷嚏，用力排便时均可使症状加重，步行、弯腰、屈颈、伸膝、坐起、挺腹时疼痛加剧，腰部活动受限，腰椎姿势异常，跛行、重则不能翻身、屈髋、屈膝，卧床休息则疼痛减轻。日久，患肢可肌肉萎缩，下肢麻木，另伴有便后有滞而不净之感。本病隶属中医学"腰腿痛"范畴。好发于20~50岁青壮年。

中医认为，其病因多为经络阻滞所致。

取穴（图48）

阿是穴：腰部痛点。

环跳：股骨大转子高点与骶管裂孔连线的外1/3与内2/3交界处。

殷门：在承扶与委中连线上，距承扶6寸。

承山：腓肠肌两肌腹之间凹陷的顶端。

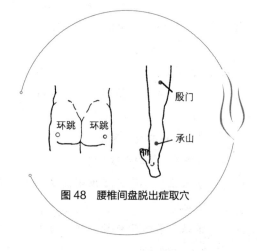

图48　腰椎间盘脱出症取穴

方解

阿是穴可疏调局部经气，通经活络；环跳为足少阳腧穴，可疏调少阳经气，驱邪外出，通经活络；殷门、承山为膀胱经腧穴，可疏调太阳经经气，祛瘀活血，舒筋利节。

方法

艾炷灸，每穴施灸3～5壮，每日治疗1～2次；艾条温和灸，每穴施灸5～15分钟，每日治疗1次。

七、坐骨神经痛

坐骨神经痛是指在坐骨神经的通路上出现的放射性疼痛，分为原发性和继发性两大类。临床多表现为：腰部酸痛，疼痛自腰部向一侧臀部及大腿后侧、腘窝、小腿外侧和足部放射，呈烧灼样或刀割样疼痛，夜间更甚。行走、弯腰、咳嗽、喷嚏、用力排便时疼痛加剧。患者站立时体位多向健侧倾斜。其隶属于中医学"痹证"范畴。

中医认为，其病因多为风寒湿邪流注经络，阻滞经脉，气血运行不畅所致。

取穴（图49）

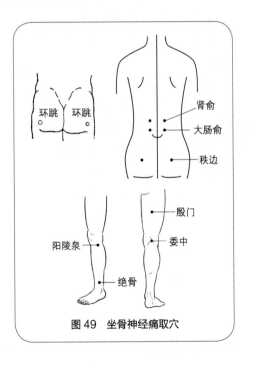

图49 坐骨神经痛取穴

肾俞：第二腰椎棘突下，旁开1.5寸。

大肠俞：第四腰椎棘突下，旁开1.5寸。

秩边：骶管裂孔旁开3寸。

环跳：股骨大转子高点与骶管裂孔连线的外1/3与内2/3交界处。

殷门：在承扶与委中连线上，距承扶6寸。

委中：腘窝纹中央。

阳陵泉：腓骨小头前下方凹陷中。

绝骨：外踝高点上3寸，腓骨后缘。

方解

肾俞、大肠俞、秩边、环跳、殷门、委中、阳陵泉、绝骨可疏调太阳、少阳经气，驱邪外出；通经活络，活血止痛。

方法

艾炷灸，每穴施灸3～5壮，每日施灸1～2次；艾条温和灸，每穴施灸5～10分钟，每日治疗1次。

八、臀上皮神经损伤

臀上皮神经是从1～3腰神经后枝的外侧枝发出，在劳动中尤以旋转运动时易使此神经受损。临床多表现为：一侧腰臀部刺痛、酸痛或撕裂样痛，可向同侧下肢放射至膝关节，腰部俯仰活动受限，起坐困难，在髂骨翼中点向下5cm处，有明显压痛，伴有麻胀感，串至膝关节，同时可触及一滚动的条状物，同侧环跳穴及臀上皮神经反应点（髂前上棘平行向后5cm处）亦有压痛，但较轻。

中医认为，其病因多为外感风寒湿邪或外伤而使经络阻滞，气血不通所致。

取穴（图50）

阿是穴：痛点。

居髎：髂前上棘与股骨大转子高点连线之中点，侧卧取之。

阳陵泉：腓骨小头前下方凹陷中。

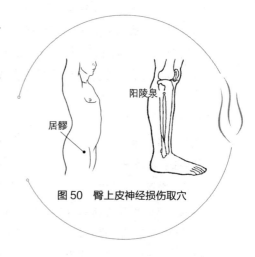

图50　臀上皮神经损伤取穴

方解

居髎、阳陵泉皆为足少阳经腧穴，居髎可疏经活络，强腰益肾；阳陵泉可疏筋活络，通利关节；阿是穴可疏调局部经气，行气活血止痛。

方法

艾条灸，每穴施灸5～10分钟，每日治疗1次；艾炷隔姜灸，每穴施灸5～7壮，每日或隔日治疗1次。

九、梨状肌综合征

梨状肌起于2、3骶椎前面，止于股骨大转子内上方，由于梨状肌损伤所致该肌的痉挛、充血和水肿等，压迫坐骨神经，或坐骨神经在解剖上的变异而引起，但患者无腰痛或腰部阳性体征。其临床多表现为：在梨状肌局部有明显压痛或放射痛至足，而且可扪及该肌肿胀和痉挛；并可伴有得温则痛减；或痛不可触，得温则痛缓；亦或伴肌肤麻木不仁等。

中医认为，其病因多为外感风寒湿邪，闭阻经络；或劳损外伤，令经络受损，气血通行不利所致。

取穴（图51）

　　主穴

　　次髎：在第二骶后孔中。

　　下髎：在第四骶后孔中。

　　配穴

　　承扶：股后臀横纹正中，伏卧取之。

　　阳陵泉：腓骨小头前下方凹陷中。

　　丰隆：外踝高点上8寸，条口穴外1寸。

　　昆仑：外踝高点与跟腱之间的凹陷中。

方解

　　次髎、下髎乃局部取穴，可改善局部经气，行气活血；承扶可活血通络止痛；阳陵泉为筋会之穴，可疏筋养筋通络；丰隆可祛寒除湿，祛瘀通络；昆仑可舒筋通络止痛。

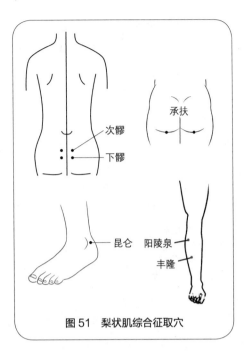

图51　梨状肌综合征取穴

方法

　　每次选取3～4穴。艾炷灸，每穴施灸5～7壮，每日治疗1～2次；艾条灸，每穴施灸5～10分钟，每日治疗1次。

十、肾结核

　　肾结核是结核分枝杆菌自肺部、骨关节、淋巴结、肠道等结核病灶经血液循环播散至肾脏所引起的结核继发感染。临床多表现为腰背酸痛或困痛、胀痛、尿频、尿急、尿痛、少腹拘急，以及体乏无力，畏寒肢冷，或潮热或发热盗汗等症。其隶属于中医学"虚劳""腰痛""淋症"的范畴。

　　中医认为，其病因多为湿热下注，膀胱气化不利；或脾肾阳虚；亦或肾阴虚所致。

取穴（图52）

　　肾俞：第二腰椎棘突下，旁开1.5寸。

　　脾俞：第十一胸椎棘突下，旁开1.5寸。

　　腰眼：第四腰椎棘突下，旁开3～4寸凹陷中。

　　次髎：在第二骶后孔中。

关元：脐下3寸。

足三里：犊鼻穴下3寸，胫骨前嵴外一横指处。

三阴交：内踝高点上3寸，胫骨内侧面后缘。

方解

肾俞、脾俞、腰眼皆为局部取穴，可补益脾肾，扶正祛邪；次髎可除湿热，通经络，止疼痛；关元可益气温肾助阳；足三里可清热凉血；三阴交可益气，滋补肝肾，疏通经络。

方法

每次选取3~4穴。艾条温和灸，每穴施灸5~10分钟，每日治疗1次；艾炷灸，每穴施灸5~7壮，每日或隔日治疗1次。

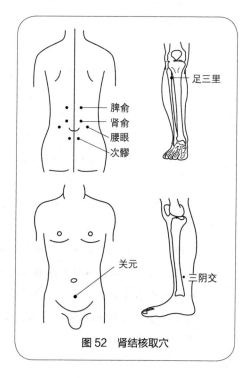

图52 肾结核取穴

十一、肾盂肾炎

肾盂肾炎为病原体侵犯肾盂、肾盏及肾实质所引起的炎症。临床多表现为：腰痛、排尿困难、尿频、尿急、尿热痛、小便混浊或血尿；并伴有恶寒发热等症。根据临床表现和病程，可分为急性和慢性两种。其隶属于中医学"淋证"范畴。

中医认为，其病因多为肾虚，复感热邪，邪正相争，使肾脏发生热性病变。

取穴（图53）

肾俞：第二腰椎棘突下，旁开1.5寸。

三焦俞：第一腰椎棘突下，旁开1.5寸。

膀胱俞：第二骶椎棘突下，旁开1.5寸。

京门：第十二肋游离端下际。

关元：脐下3寸。

足三里：犊鼻穴下3寸，胫骨前嵴外一横指处。

三阴交：内踝高点上3寸，胫骨内侧面后缘。

方解

肾俞为肾之背俞穴，可补益肾阴肾阳，调理小便；三焦俞可疏调三焦气化；膀胱俞可疏调膀胱气机；京门为肾之募穴，其和肾俞，俞募配穴，补肾清利湿热；关元与足三阴经相交，可健脾祛湿，补益肝肾；足三里可清热凉血；三阴交可调肝、脾、肾经气，健脾补肾，益气滋阴。

方法

每次选取3~4穴。艾炷灸，每穴施灸3~5壮，每日施灸1~2次；艾条温和灸，每穴施灸5~10分钟，每日治疗1次。

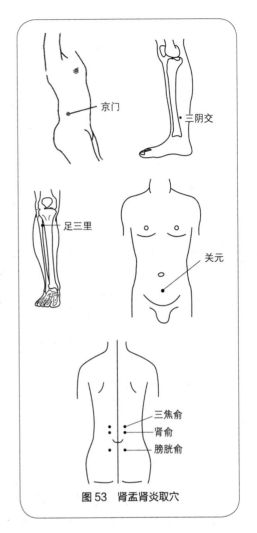

图 53 肾盂肾炎取穴

十二、肾下垂

肾下垂，是指肾脏位置异常，低于正常位置。临床多表现为：腰部酸胀隐痛或腰骶部胀痛，尤其在站立、负重、劳动及步行时加重，甚则有血尿。其隶属于中医学"中气下陷"的范畴。

中医认为，其病因多为素体不强，脾肾不足，气虚下陷，升提无力；或肾脏亏损，精血不足，肾虚不举所致。

取穴（图54）

    肾俞：第二腰椎棘突下，旁开1.5寸。

    京门：第十二肋游离端下际。

    志室：第二腰椎棘突下，旁开3寸。

    三阴交：内踝高点上3寸，胫骨内侧面后缘。

方解

    肾俞、志室皆为膀胱经腧穴，肾俞又为肾之背俞穴，志室位于肾俞之旁，故二穴可益肾升举；京门为肾之募穴，可壮肾气，益气举陷；三阴交为脾经腧穴，又为足三阴经交会穴，可调补足三阴经之经气。

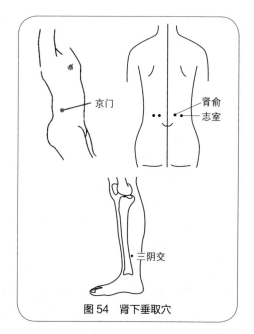

图54　肾下垂取穴

方法

    艾条温和灸，每穴施灸5～10分钟，每日治疗1次，10次为1疗程；艾炷非化脓灸，每穴施灸5～7壮，每日或隔日治疗1次，10次为1疗程。

十三、肾结石

    肾结石，是指肾盂、肾盏或肾盂输尿管移行部有结石的病症。临床多表现为：腰部一侧或同侧上腹部发作性绞痛或刀割样痛，疼痛可向下腹、腹股沟、大腿内侧、阴囊、睾丸、阴唇放射性、间歇性疼痛，一般可持续数分钟至数小时，并伴有恶心、呕吐、面色苍白、大汗淋漓等，一般劳累时可诱发。疼痛发作期间或发作后可出现不同程度的血尿。本病多见于青壮年，男性居多。其隶属于中医学"淋病"范畴。

    中医学认为，其病因多为肾气虚弱，湿热蕴结下焦，膀胱气化不利所致。

取穴（图55）

    肾俞：第二腰椎棘突下，旁开1.5寸。

    膀胱俞：第二骶椎棘突下，旁开1.5寸。

    京门：第十二肋游离端下际。

    三阴交：内踝高点上3寸，胫骨内侧面后缘。

方解

肾俞为肾之背俞穴，京门为肾之募穴，二穴为俞募配穴，可补益肾气，疏通经络；膀胱俞为膀胱之背俞穴，可通水道，清湿热；三阴交可活血通络，健脾化湿。

方法

艾炷灸，每穴施灸3~5壮，每日治疗1~2次；艾条温和灸，每穴施灸5~10分钟，每日治疗1次。

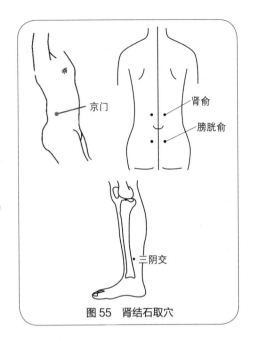

图55　肾结石取穴

十四、妊娠腰痛

妊娠期间发生以腰部疼痛为主的病证，而无胎漏或胎动不安征象者，称为妊娠腰痛。临床多表现为：妊娠期，腰部隐痛、或冷痛或坠痛；同时伴有腰酸无力，两膝酸软，遇寒或劳累后疼痛加重。

中医认为，其病因多为肾虚，或跌仆伤络，亦或风寒袭络，经脉阻滞，血瘀闭阻而致。

取穴（图56）

肾俞：第二腰椎棘突下，旁开1.5寸。

命门：第二腰椎棘突下。

腰眼：第四腰椎棘突下，旁开3~4寸凹陷中。

承山：腓肠肌两肌腹之间凹陷的顶端。

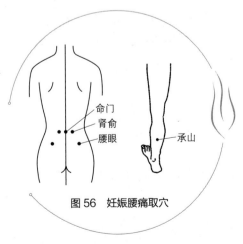

图56　妊娠腰痛取穴

方解

肾俞、命门、腰眼可疏调局部经气，补肾通络，行血止痛安胎；承山为膀胱经腧穴，膀胱经"挟背抵腰中"，故其可散风寒，通经络，止腰痛。

方法

> 艾炷灸，每穴施灸5～7壮，每日治疗1次；艾条温和灸，每穴施灸5～10分钟，每日治疗1次。

十五、产后腰痛

产后出现腰痛为主症者，称为产后腰痛。临床多表现为：产后腰部及腰以下冷痛或剧痛，不可仰俯；亦或绵绵而痛；伴有遇寒或阴雨天疼痛加重，膝软无力，体乏身疲，头晕耳鸣等。

中医认为，其病因多为肾气不足，或风寒外袭，经脉阻遏；或跌仆闪挫，瘀血阻脉所致。

取穴（图57）

肾俞：第二腰椎棘突下，旁开1.5寸。

命门：第二腰椎棘突下。

腰眼：第四腰椎棘突下，旁开3～4寸四陷中。

腰阳关：第四腰椎棘突下。

关元：脐下3寸。

神阙：肚脐正中。

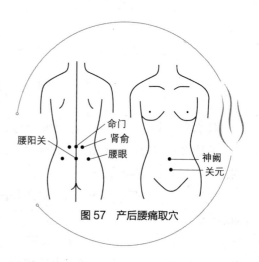

图57 产后腰痛取穴

方解

肾俞、命门可健肾强腰止痛；腰阳关可壮腰祛寒；腰眼为经外奇穴，可改善腰部经气；关元可温肾助阳散寒；神阙内连脏腑，可调脏腑气血阴阳。

方法

艾炷灸，每穴施灸3～5壮，每日施灸1次；艾条温和灸，每穴施灸5～10分钟，每日治疗1次。

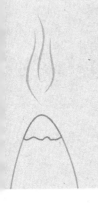

第四章
胸胁部痛症

一、冠心病

    冠心病为"冠状动脉粥样硬化性心脏病"的简称。是冠状动脉粥样硬化、管腔狭窄或闭塞导致心肌血液供应发生障碍所引起的心脏病。临床多表现为：胸骨后或心前区有阵发性疼痛，疼痛呈压榨性、窒息性或闷胀性，痛有定处，可向颈肩部或上肢放射，胸部痞闷，心绞痛约1～5分钟，心肌梗死持续数小时，甚至数天。其隶属于中医学"胸痹""真心痛""厥心痛"等范畴。

    中医认为，其病因多因饮食不节，生活无序，七情不调，劳逸失调而致心、肝、脾、肾虚损，遂使寒凝、痰阻、气滞、血瘀以令气血运行不畅，阻遏胸阳，脉络阻滞所致。

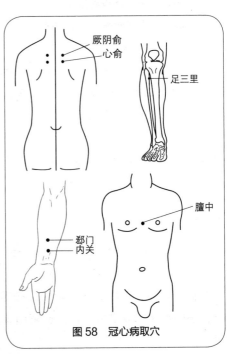

图58 冠心病取穴

取穴（图58）

    心俞：第五胸椎棘突下，旁开1.5寸。

    厥阴俞：第四胸椎棘突下，旁开1.5寸。

    膻中：前正中线，平第四肋间隙。

    内关：腕横纹上2寸，掌长肌腱与桡侧腕屈肌腱之间。

    郄门：腕横纹上5寸，掌长肌腱与桡侧腕屈肌腱之间。

足三里：犊鼻穴下3寸，胫骨前嵴外一横指处。

方解

心俞、厥阴俞为膀胱经腧穴，二穴又分别为心和心包之背俞穴，可补心安神，活血化瘀；膻中为心包之募穴，可宽胸理气，活血止痛；内关、郄门为手厥阴心包经腧穴，可理气通络，化瘀止痛；足三里为足阳明胃经腧穴，可补心养血。

方法

每次选取3～4穴。艾炷灸，每穴施灸5～7壮，每日治疗1次；艾条温和灸，每穴施灸5～10分钟，每日治疗1次。

二、胸膜炎

胸膜炎是指胸膜的壁层的炎症。临床多表现为寒热往来，干咳少痰，胸胁刺痛或闷痛，转侧则加剧。其隶属于中医学"胸痹""悬饮"的范畴。

中医认为，其病因多为卫外不固，外邪内侵，痰热交结，闭阻胸胁；或胸阳不振，水湿内停所致。

取穴（图59）

肺俞：第三胸椎棘突下，旁开1.5寸。

膻中：前正中线，平第四肋间隙。

方解

肺俞为肺之背俞穴，可补肺气，清肺热，止咳化痰；膻中为气会之穴，可理气活血，消炎止痛。

方法

艾条温和灸，每穴施灸5～10分钟，每日治疗1次，5次为1疗程。

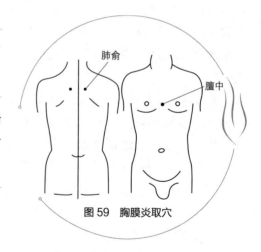

图59　胸膜炎取穴

三、肺炎

肺炎是肺实质的急性炎症。临床多表现为突发高热，寒战，胸痛气急，咳嗽胸闷，痰中带血，或咯铁锈色痰或黄稠痰，痰黏难出等。其隶属于中医学"风温""咳嗽""喘证"范畴。

中医认为，其病因多为肺有蕴热，卫外不固，感受温邪，痰热交阻，肺失清肃所致。

取穴（图60）

神阙：肚脐正中。

关元：脐下3寸。

足三里：犊鼻穴下3寸，胫骨前嵴外一横指处。

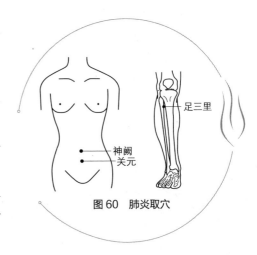

图60　肺炎取穴

方解

神阙内连脏腑，可调脏腑气血阴阳，回阳救逆；关元为任脉腧穴，又与足三阴经相交，可健脾益气，补益肝肾，壮阳固脱；足三里可补益后天。

方法

艾炷灸，每穴施灸5～7壮，每日治疗1次；艾条温和灸，每穴施灸5～10分钟，每日治疗1次。

注：本法适用于阳气欲脱证。

四、肺痈

肺痈是指肺叶生疮，形成脓疡的一种病症。临床多表现为咳嗽，胸痛，发热，咯吐腥臭浊痰，甚则痰有脓血，咳时胸痛尤甚，转则不利，或胸中烦满而痛，舌红、苔黄。

中医认为，其病因多为风热火毒犯肺，或痰热素盛，以致热伤肺气，蒸液成痰，热壅血瘀，肉腐血败，化脓成痈。

取穴（图61）

大椎：第七颈椎棘突下。

肺俞：第三胸椎棘突下，旁开1.5寸。

孔最：尺泽穴与太渊穴连线上，腕横纹上7寸处。

足三里：犊鼻穴下3寸，胫骨前嵴外一横指处。

方解

大椎为督脉腧穴，又为诸阳之会穴，可清热解毒，化瘀消痈；肺俞为肺之背俞穴，可清肺化痰，养阴补肺；孔最为肺经之郄穴，可清热凉血止血；足三里为足阳明腧穴，可补益气血。

方法

艾条温和灸，每穴施灸5～10分钟，每日治疗1次；艾炷灸，每穴施灸5～7壮，每日或隔日治疗1次。

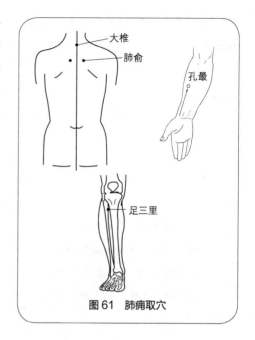

图61　肺痈取穴

五、心律失常

心律失常是指心搏频率与节律的异常。其可发生于心脏病患者，亦可发生于正常人。临床多表现为胸闷气短，心慌心悸，头晕健忘，胸痛阵作，甚至感觉心脏停跳；还可伴有体乏无力，腰膝酸软等症。其隶属于中医学"惊悸""怔忡"范畴。

中医认为，其病因多为心脾两虚，气血不足，心失所养；或气滞血瘀，血脉痹阻，心神失养；亦或肾之阴阳失调，心肾不交所致。

取穴（图62）

心俞：第五胸椎棘突下，旁开1.5寸。

厥阴俞：第四胸椎棘突下，旁开1.5寸。

神道：第五胸椎棘突下。

内关：腕横纹上2寸，掌长肌腱与桡侧腕屈肌腱之间。

郄门：腕横纹上5寸，掌长肌腱与桡侧腕屈肌腱之间。

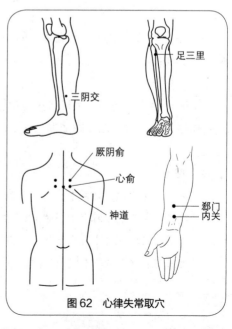

图62　心律失常取穴

三阴交：内踝高点上3寸，胫骨内侧面后缘。

足三里：犊鼻穴下3寸，胫骨前嵴外一横指处。

方解

心俞和厥阴俞分别为心和心包之背俞穴，可养心通脉；神道为督脉腧穴，可安神定志；内关、郄门为手厥阴心包经腧穴，二穴可通血脉，去瘀阻，止疼痛；三阴交为脾经腧穴，又为足三阴经交会穴，可健脾益气，补益肝肾；足三里可补气血，养后天。

方法

每次选取3~4穴。艾炷灸，每次施灸5~7壮，每日治疗1次；艾条灸，每穴施灸5~10分钟，每日治疗1次。

六、急性乳腺炎

急性乳腺炎，即乳腺的急性化脓性感染，好发于产后3~4周内的初产妇。临床多表现为患侧乳房局部胀痛，或搏动性疼痛，微红，微热，可触及硬块，并有轻度压痛，时有发热等全身反应。其隶属于中医学"乳痈"范畴。

中医认为，其病因多为乳房不洁，毒邪外侵，乳络不畅，乳管阻塞，乳汁壅滞，郁久化热而致。

取穴（图63）

膻中：前正中线，平第四肋间隙。

乳根：第五肋间隙，乳头直下。

肩井：大椎穴与肩峰连线的中点。

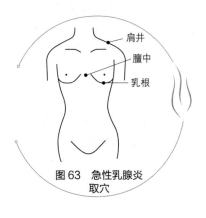

图63　急性乳腺炎取穴

方解

膻中、乳根均位于乳旁，膻中且为气会之穴，乳根为胃经腧穴，二穴可宽胸理气，通络消壅；肩井为胆经腧穴，可清泻肝胆之火，是治疗乳房肿痛的经验穴。

方法

均取患侧。艾条温和灸，每穴施灸5~10分钟，每日治疗1~2次；艾炷灸，每穴施灸4~6壮，每日治疗1~2次。

七、乳腺增生病

乳腺增生病是以乳房疼痛、肿块为主要特点的内分泌障碍性疾病，是妇科常见病。一般分为单纯乳腺增生病和乳腺囊性增生病，尤以中年妇女为多。临床多表现为单侧或双侧乳房出现大小不等，形态不一，边界清楚，可以移动的肿块，肿块进展缓慢；伴有胀痛或触痛，腋下淋巴结不肿大，但与月经周期及情志变化密切相关，一般多在月经前疼痛加重，月经来潮后减轻或消失。其隶属于中医学"乳癖""乳痰""乳核"范畴。

中医认为，其病因多为情志忧郁，冲任失调，痰瘀凝结所致。

取穴（图64）

阿是穴：乳房肿块处。

肝俞：第九胸椎棘突下，旁开1.5寸。

足三里：犊鼻穴下3寸，胫骨前嵴外一横指处。

阳陵泉：腓骨小头前下方凹陷中。

太冲：足背，第一、二趾间缝纹端。

方解

阿是穴可以直达病所；肝俞为肝之背俞穴，可理气通络、解郁；足三里为足阳明经腧穴，足阳明经"经乳头"，故可治乳房之疾；太冲可泻肝火，散结聚。

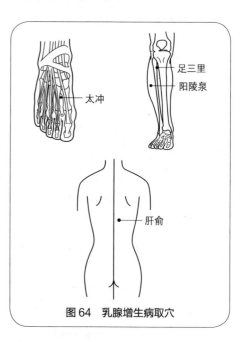

图64　乳腺增生病取穴

方法

阿是穴隔蒜灸，以感灼痛时止；余穴施艾条温和灸，每穴施灸5～15分钟，每日或隔日治疗1次。

八、带状疱疹

带状疱疹是由水痘—带状疱疹病毒引起的一种以蔟集状丘疱疹、局部刺痛为特征的急性疱疹性皮肤病。临床多表现为：发病前有轻度发热，疲倦无力，食欲不振，全身不适等，并在将要发疹部位出现疼痛、瘙痒。初起皮疹不规则或呈椭圆形红斑，数小时后红斑上出现水疱，逐渐增多并聚集成大小不等的水疱群，疼痛剧烈。其隶属于中医学"缠腰火丹""蛇串疮""缠腰蛇疮"等范畴。

中医认为，其病因多为肝胆火旺，或脾虚湿蕴，侵淫肌肤所致。

取穴

阿是穴：病患区域。

方解

阿是穴可直达病所，取效快。

方法

先用梅花针在阿是穴叩刺，用消毒棉擦干，再用艾灸条施温和灸，灸至阿是穴处潮红，每日施灸1～2次。

九、乳房胀痛

乳房胀痛即为乳房表面无任何变化，但以胀痛为主要特征的病症。临床多表现为平日乳房胀痛，触摸痛甚，以致穿衣触碰则如针刺，并和月经周期有关，多在经前加重，经后减轻；可伴有平日心烦易怒，忧思恼怒，或心情郁闷，郁郁寡欢。

中医认为，其病因多为七情不调，肝郁化火，乳经闭阻所致。

取穴（图65）

足临泣：第四、五跖骨结合部前方，小趾伸肌腱外侧凹陷中。

方解

足临泣为足少阳胆经腧穴，胆与肝相表里，故其可疏肝利胆，理气、通络、消胀、止痛。

方法

艾条雀啄灸，每次施灸5～10分钟，每日施灸1次，10次为1疗程；艾炷灸，每次施灸4～6壮，每日或隔日治疗1次。

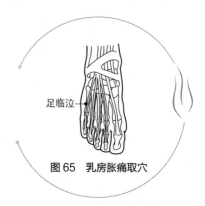

足临泣

图65　乳房胀痛取穴

十、经行乳胀

月经前、经期或月经后乳房作胀，或乳头胀痒痛，甚至不能触衣者，称为经行乳胀。临床多表现为经前或经后，乳房胀痒作痛，甚至痛不可触，乳房内无肿块；伴有胸闷胁胀，腰膝酸软，神经抑郁等。

中医认为，其病因多为肝气郁结，经脉阻遏；或肝肾阴虚，经脉失养所致。

取穴（图66）

膻中：前正中线，平第四肋间隙。

乳根：第五肋间隙，乳头直下。

期门：乳头直下，第六肋间隙。

太冲：足背，第一、二趾间缝纹端。

方解

膻中、乳根二穴均位于乳旁，膻中又为气会之穴，二穴可疏调局部经气，宽胸理气，除胀止痛；期门为肝之募穴，可疏肝理气，化滞除胀；太冲可解肝郁、消乳痛。

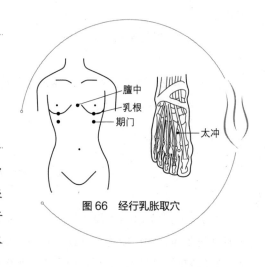

图66 经行乳胀取穴

方法

艾条温和灸，每穴施灸5～10分钟，每日治疗1次；艾炷灸，每穴施灸4～6壮，每日或隔日治疗1次。

十一、胁痛

胁痛，是以一侧或两侧胁肋部疼痛为主要表现的病症。临床多表现为在胁肋部的一侧或两侧有胀痛或刺痛，亦或隐痛，常反复发作，疼痛多和情志变化有关，疼痛多有定处，入夜更甚；可伴有胸闷、纳差，恶心呕吐，喜叹息等证。

中医认为，其病因多因肝郁不疏，经脉受阻；或体虚，气血不足，血不养肝；亦或跌仆闪挫，瘀血阻滞所致。《灵枢·五邪》曰："邪在肝，则两胁中痛。"

取穴（图67）

期门：乳头直下，第六肋间隙。

支沟：腕背横纹上3寸，尺桡骨之间。

阳陵泉：腓骨小头前下方凹陷中。

太冲：足背，第一、二趾间缝纹端。

方解

期门为肝经募穴，可疏肝理气，行气止痛；支沟为手少阳三焦经腧穴，可疏通三焦之气，善治胸胁疼痛；阳陵泉为胆经腧穴，可疏利肝胆气机，行气止痛；太冲可疏肝理气止痛。

方法

艾炷灸，每穴施灸3～5壮，每日治疗1～2次；艾条温和灸，每穴施灸5～10分钟，每日治疗1次。

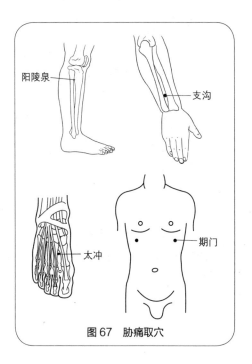

图67 胁痛取穴

十二、肋间神经痛

肋间神经痛系指一个或几个肋间部发生疼痛，症状剧烈加重而言。临床多表现为一个或几个肋间部经常性针刺样剧烈疼痛，时发时止，并呈发作时加剧。常以咳嗽，喷嚏，深呼吸时可诱发加重，疼痛可放射至背部、肩部，疼痛部位不定，常与情绪变化有关。其隶属于中医学"胁痛"范畴。

中医认为其病因多为七情不调，肝气郁结，气机阻滞；或脾气不运，痰湿阻遏，气机不畅所致。

取穴（图68）

支沟：腕背横纹上3寸，尺桡骨之间。

阳陵泉：腓骨小头前下方凹陷中。

期门：乳头直下，第六肋间隙。

肝俞：第九胸椎棘突下，旁开1.5寸。

太冲：足背，第一、二趾间缝纹端。

方解

支沟为手少阳三焦经腧穴，可通经活络止痛；阳陵泉为足少阳胆经腧穴，可疏理肝胆之气；期门为肝之募穴，肝俞为肝之背俞穴，二穴俞募配穴，可理气活血止痛；太冲可疏泄肝胆，理气通络。

方法

艾炷灸，每穴施灸3～5壮，每日治疗1～2次；艾条温和灸，每穴施灸5～10分钟，每日治疗1次。

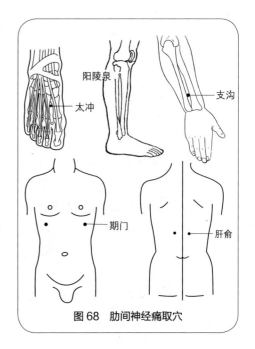

图68　肋间神经痛取穴

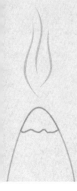

第五章
腹部痛症

一、胃脘痛

胃脘痛，是以胃脘部近心窝处发生疼痛为主的疾患。临床多表现为上腹胃脘部疼痛，痞闷胀满，连及两胁，嗳气，恶心呕吐，嗳腐吞酸，食欲不振；或痛有定处，如针刺刀割，吐血、便血；亦或胃痛隐隐，口吐清水，手足不温，体乏无力，大便溏薄。其隶属于中医学"真心痛"范畴。

中医认为，其病因多为外感寒邪，饮食不节或七情不调，以致气机逆乱；亦或中焦虚寒，失于濡养所致。

取穴（图 69）

中脘：脐上4寸。

胃俞：第十二胸椎棘突下，旁开1.5寸。

足三里：犊鼻穴下3寸，胫骨前嵴外一横指处。

方解

中脘为胃之募穴，腑之会穴，可通调腑气，和胃止痛；胃俞为胃之背俞穴，可温中散寒止痛；足三里为足阳明俞穴，可和胃止痛。

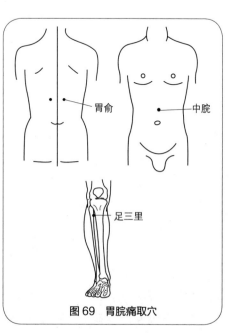

图69　胃脘痛取穴

方法 ....

　　艾炷灸，每穴施灸3~5壮，每日治疗1次；艾条温和灸，每日施灸5~10分钟，每日治疗1次。

二、胃炎

　　胃炎，系指各种原因所致的胃黏膜的炎性病变。临床有急性胃炎和慢性胃炎之分。急性胃炎主要临床表现为起病急，上腹部持续疼痛，并伴有恶心、呕吐、腹泻、发热、食欲不振等症；慢性胃炎，多有上腹胀满、隐痛、胀痛、食欲减退、恶心、呕吐、反酸等。其隶属于中医学"胃脘痛""伤食""呕吐"等范畴。

　　中医学认为，其因多为饮食伤胃，肝气犯胃，脾胃虚弱所致。

取穴（图70）..............

　　巨阙：脐上6寸。

　　中脘：脐上4寸。

　　膏肓：第四胸椎棘突下，旁开3寸。

　　足三里：犊鼻穴下3寸，胫骨前嵴外一横指处。

方解 ....

　　巨阙为任脉腧穴，其下即为胃实体，可和胃止痛；中脘为胃之募穴，可通腑气，和胃止痛；膏肓可调理脾胃，补脾健胃；足三里可健脾胃，和胃止痛。

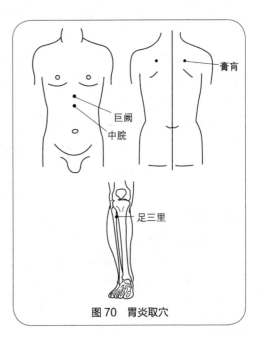

图70　胃炎取穴

方法 ....

　　艾条温和灸，每穴施灸5~10分钟，每日治疗1次；艾炷灸，每穴施灸5~7壮，每日或隔日治疗1次。

三、胃肠痉挛

　　胃肠痉挛，是指由于胃肠平滑肌突发的一阵阵强烈收缩而引起的剧烈胃痛、腹痛，是临床常见的急腹痛。临床多表现为突发性的阵发性胃痛、腹痛，或痛如刀绞，或痛如针刺，肚皮挛急，拒按；可伴有面色苍白，汗出肢冷，或恶心呕吐等。其隶属于中医学"胃脘痛""腹痛"的范畴。

中医学认为，其病因多为饮食不节，暴饮暴食，过食肥甘厚味，损伤肠胃，食积停滞，阻滞气机；或贪食生冷及过硬食物，寒邪入侵，客居肠胃，寒邪内积，气机被遏，而诱发本病。《素问·举痛论》曰："寒气客于肠胃之间，膜原之下，血不能散，小腹急引故痛。"

取穴（图71）

神阙：肚脐的正中。

方解

神阙为任脉之腧穴，内连五脏六腑，可调胃腑之气血，温中、散寒、止痛。

方法

施艾条温和灸，将艾条在距神阙5~8cm的高度施灸15分钟，以皮肤潮红，腹痛停止为度；亦可施艾炷隔姜灸，每次施灸6~8壮。

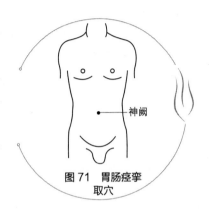

图71 胃肠痉挛取穴

四、急性胃肠炎

急性胃肠炎，是春秋季节较为常见的胃肠道疾病。其是以呕吐、胃痛和腹泻为主要临床症状者。临床多表现为发病急，腹痛，上吐下泻，大便次数多，1日3~5次至10多次，粪便清稀，有泡沫、黏液，或呈黄绿色水样便，完谷不化；并伴有头痛、头晕、乏力、食少纳呆及腹部下坠等症状。其隶属于中医学"吐泻""腹痛""霍乱"等范畴。

中医认为，其病因多为胃肠清气不升，浊气不降，邪秽阻滞于中焦，清浊相干，壅塞气机而致。

取穴（图72）

大肠俞：第四腰椎棘突下，旁开1.5寸。

神阙：肚脐正中。

关元：脐下3寸。

足三里：犊鼻穴下3寸，胫骨前嵴外一横指处。

方解

　　大肠俞为大肠背俞穴，可调理肠腑而止泻；神阙内连脏腑，可调脏腑气血阴阳；关元为小肠募穴，可调理肠腑；足三里为足阳明胃经腧穴，可健脾胃，益气止泻。

方法

　　艾条温和灸，每穴施灸10分钟，每日治疗1次。

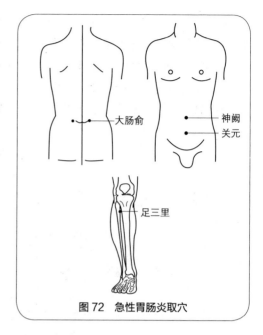

图72　急性胃肠炎取穴

五、胃及十二指肠溃疡

　　胃及十二指肠溃疡，是以上腹痛为主要症状的一种慢性疾病，多发于青壮年。临床多表现为上腹部出现规律性和周期性的疼痛，痛有定时，多为胀痛、钝痛或灼痛；并可伴有嗳气、吞酸、恶心、呕吐、食欲不振、吐血或便血，舌苔厚腻或质淡，脉弦滑或细弱。其隶属于中医学"胃脘痛"范畴。

　　中医认为，其病因多为饮食不节，湿热蕴结，损伤脾胃；或七情不调，肝郁气滞，横逆犯胃；亦或久病入络，气滞血瘀所致。

取穴（图73）

　　中脘：脐上4寸。

　　神阙：肚脐正中。

　　膈俞：第七胸椎棘突下，旁开1.5寸。

　　肝俞：第九胸椎棘突下，旁开1.5寸。

　　脾俞：第十一胸椎棘突下，旁开

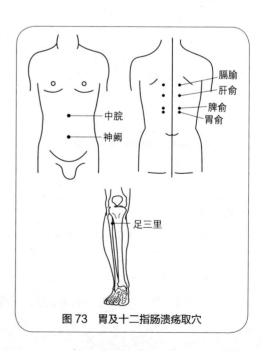

图73　胃及十二指肠溃疡取穴

1.5寸。

胃俞：第十二胸椎棘突下，旁开1.5寸。

足三里：犊鼻穴下3寸，胫骨前嵴外一横指处。

方解

中脘为胃之募穴，又位于胃脘部，可疏调胃肠经气；神阙内连脏腑，可调脏腑气血阴阳；膈俞可活血止痛；肝俞可疏肝理气止痛；脾俞、胃俞，可健脾益气，和胃止痛；足三里可通调腑气，和胃止痛。

方法

每次选取3～4穴。艾条灸，每穴施灸5～10分钟，每日治疗1次；艾炷灸，每穴施灸3～5壮，每日或隔日治疗1次。

六、胃黏膜脱垂症

胃黏膜脱垂症是由于胃黏膜异常松弛，逆行突入食管，或向前突过幽门管脱入十二指肠球部所致的一种胃部疾患。临床多表现为上腹疼痛，或胀满，或隐痛，或胃部有烧灼样疼痛，进食或遇劳则加剧；伴恶心呕吐或吐血及消化不良。其隶属于中医学"嗳气""胃痛""呕吐""反胃"等范畴。

中医认为，其病因多为饮食不节，损伤脾胃；或七情不调，肝郁气滞，经络阻遏所致。

取穴（图74）

膈俞：第七胸椎棘突下，旁开1.5寸。

肝俞：第九胸椎棘突下，旁开1.5寸。

脾俞：第十一胸椎棘突下，旁开1.5寸。

胃俞：第十二胸椎棘突下，旁开1.5寸。

三焦俞：第一腰椎棘突下，旁开1.5寸。

足三里：犊鼻穴下3寸，胫骨前嵴外一横指处。

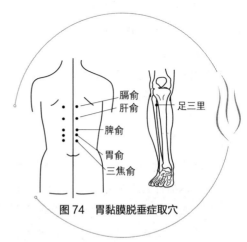

图74 胃黏膜脱垂症取穴

方解

膈俞为血会之穴，可凉血止血；肝俞可疏肝理气，和胃止痛；脾俞、胃俞可健脾益气，和中止痛；三焦俞可疏通三焦气机；足三里可补益气血，健脾和胃。

方法

> 每次选取3~4穴。艾条温和灸，每穴施灸5~10分钟，每日治疗1次；艾炷灸，每穴施灸5~7壮，每日或隔日治疗1次。

七、胃癌

胃癌，是最常见的恶性肿瘤之一，在我国居各类癌症死亡的第一位。早期多无明显症状，可见有嗳腐嘈杂，胃脘不适，食欲不振，消瘦乏力，柏油便等；晚期可见上腹部疼痛，消化道出血，朝食暮吐，暮食朝吐及恶液质的表现。其隶属于中医学"噎膈""反胃""胃脘痛""积聚"等病的范畴。《灵枢》曰："饮食不下，膈塞不通，邪在胃脘。"《金匮要略》亦曰："脉弦者，虚也，胃气无余，朝食暮吐，入而反出，故曰反胃。"

中医学认为，其病因多为七情不调，忧思伤脾，脾失健运，痰浊内生；恼怒伤肝，肝郁气滞，肝胃不和；肝郁亦会导致血瘀，痰瘀互结；饮食不节，过食辛辣、肥甘、酒酪，湿热积胃，耗伤阴液，以令胃脘干槁而致病发。《奇效良方》曰："夫反胃者，本乎胃。多因胃气失遂，饮食过伤，或积风寒，或因忧思恛怏，或因蓄怒抑郁，宿滞癖瘕，积聚冷痰，动扰脾胃，胃虚不能消磨谷食，遂成此症。"

取穴（图75）

> 膈俞：第七胸椎棘突下，旁开1.5寸。
>
> 脾俞：第十一胸椎棘突下，旁开15寸。
>
> 胃俞：第十二胸椎棘突下，旁开15寸。
>
> 足三里：犊鼻穴下3寸，胫骨前嵴外一横指处。
>
> 章门：第十一肋端。

方解

> 膈俞、脾俞、胃俞皆为膀胱经腧穴，膈俞又为血会之穴，可以活血止血，祛腐生新；脾俞、胃俞分别为脾、胃之背俞穴，可调理脾胃；足三里为胃之合穴，可健脾胃，和胃止痛；章门为脾之募穴，可调脾胃之经气。

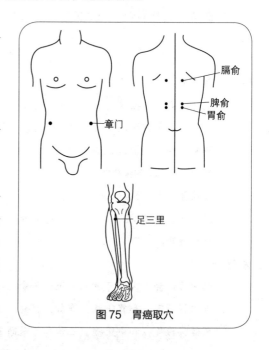

图75　胃癌取穴

方法

艾条温和灸，每穴施灸5～10分钟，每10次为1疗程；艾炷非化脓灸，每穴施灸5～7壮，每日或隔日治疗1次，10次为1疗程。

八、十二指肠炎

十二指肠炎是指十二指肠黏膜的炎性病变。临床多表现为胃脘部胀痛、灼痛、隐痛或针刺样疼痛，痛可牵胁肋，兼有嘈杂，多空腹时痛，进食后可缓解。常伴有饭后饱胀、嗳气、泛酸、恶心、呕吐等症，亦或有呕血或黑便。其隶属于中医学"胃脘痛"范畴。

中医认为，其病因多为饮食不节，劳倦内伤而伤及脾胃，使脾胃运化失司；或七情不调，肝气横逆犯胃所致。

取穴（图76）

中脘：脐上4寸。

梁门：脐上4寸，前正中线旁开2寸。

神阙：肚脐正中。

脾俞：第十一胸椎棘突下，旁开1.5寸。

胃俞：第十二胸椎棘突下，旁开1.5寸。

足三里：犊鼻穴下3寸，胫骨前嵴外一横指处。

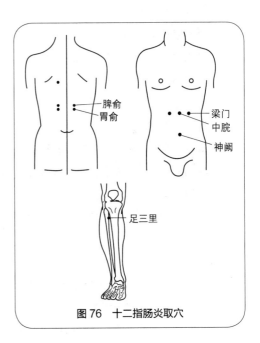

图76 十二指肠炎取穴

方解

中脘为胃之募穴，可疏调胃气，和中止痛；梁门为足阳明胃经，又位于胃脘部，故可疏调胃肠经气；神阙内连脏腑，故可调腑之气血阴阳；脾俞、胃俞分别为脾、胃之背俞穴，可益气健脾，和胃止痛；足三里为足阳明下合穴，可通调腑气，和胃止痛。

方法

每次选取3～4穴。艾条温和灸，每穴施灸5～10分钟，每日治疗1次；艾炷灸，每穴施灸5～7壮，每日或隔日治疗1次。

九、胃痉挛

胃痉挛在临床上十分常见，是以胃平滑肌突发的一阵阵强烈收缩而引起的剧烈胃痛为主症的病症。临床多表现为胃脘部呈突然发作的阵发性或持续性疼痛，痛如刀绞，拒按；可伴面色苍白，上腹胀满，四肢厥冷，恶心呕吐等症。其隶属于中医学"胃脘痛""心痛""肝气痛"等范畴。

中医认为，其病因多为七情不调，肝气犯胃；或饮食不节，过食油腻、辛辣或生冷，损伤脾胃所致。

取穴（图77）

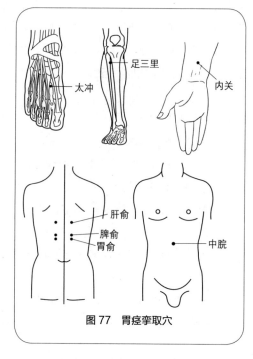

图77　胃痉挛取穴

主穴

中脘：脐上4寸。

内关：腕横纹上2寸，掌长肌腱与桡侧腕屈肌腱之间。

足三里：犊鼻穴下3寸，胫骨前嵴外一横指处。

配穴

肝俞：第九胸椎棘突下，旁开1.5寸。

太冲：足背，第一、二趾间缝纹端。

脾俞：第十一胸椎棘突下，旁开1.5寸。

胃俞：第十二胸椎棘突下，旁开1.5寸。

方解

中脘为胃之募穴，可和胃止痛；内关为心包经腧穴，可理气通络，消瘀止痛；足三里为足阳明之下合穴，可温中和胃止痛；肝俞、太冲，可疏肝理气止痛；脾俞、胃俞可健脾胃，温中散寒止痛。

方法

每次选取主穴和适当配穴。艾条温和灸，每穴施灸5~15分钟；艾炷隔姜灸，每穴施灸5~7壮。

十、小肠吸收不良

小肠吸收不良是指各种原因引起的小肠消化不良，吸收功能减损，以致营养物质不能顺利吸收，而从粪便中排泄掉，引起机体营养缺乏的临床综合征，又称消化吸收不良综合征。临床多表现为腹痛、腹胀、腹泻；泻下急迫，粪便清稀，泄泻可在精神紧张时发作，亦或在疲劳或过食油腻后发作；同时可伴有体乏无力，身体消瘦等症。其隶属于中医学"泄泻"范畴。

中医学认为，其病因多为素体虚弱，外感湿邪，或饮食不节，损伤脾胃；亦或七情不调，肝郁克脾所致。

取穴（图78）

中脘：脐上4寸。

天枢：脐旁2寸。

神阙：肚脐正中。

气海：脐下1.5寸。

关元：脐下3寸。

脾俞：第十一胸椎棘突下，旁开1.5寸。

胃俞：第十二胸椎棘突下，旁开1.5寸。

足三里：犊鼻穴下3寸，胫骨前嵴外一横指处。

章门：第十一肋端。

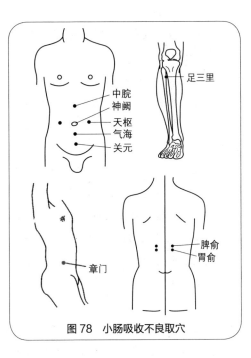

图78 小肠吸收不良取穴

方解

中脘为腑之会穴、胃之募穴，可健脾胃，调肠腑；天枢为大肠之募穴，可调肠腑而止泻；神阙内连肠腑，而止泄泻；气海可益气止泻；关元为小肠募穴，可促小肠吸收；脾俞、胃俞可健脾祛湿，益气止泻；足三里可健脾和中，补益气血；章门为肝经腧穴，脾之募穴，可泻肝益脾。

方法

每次选取3～4穴。艾条温和灸，每穴施灸5～10分钟，每日施灸1次；艾炷隔姜灸，每穴施灸5～7壮，每日治疗1～2次。神阙隔盐灸，每次施灸3～5壮，每日治疗1次。

十一、急性肠梗阻

急性肠梗阻是肠管内容物通过受阻，瘀积肠道而发生的腹部外科疾病。临床多表现为腹痛，多呈阵发性加剧；并伴腹胀、胸闷、呕吐、恶心、大便秘结。检查时可见腹部明显膨胀，可触摸到痛性包块和反跳痛。其隶属于中医学"关格""肠结""腹痛"范畴。

中医认为，其病因多为气机不行，气滞血瘀，热结寒凝，食积或虫结等所致。

取穴（图79）

天枢：脐旁2寸。

足三里：犊鼻穴下3寸，胫骨前嵴外一横指处。

下巨虚：小腿外侧，距胫骨前缘1横指，犊鼻穴下9寸。

大肠俞：第四腰椎棘突下，旁开1.5寸。

方解

天枢为大肠之募穴，可调肠胃之气；足三里为足阳明之下合穴，可调肠腑之气，行气活血止痛；下巨虚为大肠下合穴，"合治内腑"，可降逆通腑；大肠俞为大肠之背俞穴，可调肠腑，通便秘。

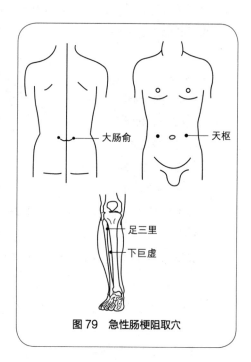

图 79　急性肠梗阻取穴

方法

艾条温和灸，每穴施灸5～10分钟，每日治疗1次；艾炷灸，每穴施灸6～8壮，每日施灸1～2次。

十二、胆囊炎

胆囊炎是指胆囊因受到细菌感染，结石梗阻，寄生虫或化学因素的刺激而引起的炎性病变。临床多表现为：右上腹及胁肋突发或反复发作阵发性绞痛，痛牵右肩，右上腹有压痛；疼痛常见于饭后或夜间，有明显的厌油腻现象和腹肌强直，可伴有发热、黄疸。其隶属于中医学"胆胀""胁痛""黄疸"的范畴。

中医认为，其病因多为肝郁气滞，气机不畅，聚于胆腑；或脾虚湿盛，湿郁化热，熏蒸肝胆；亦或外染邪毒，蕴积肝胆，火炽腐肉成脓所致。

取穴（图80）

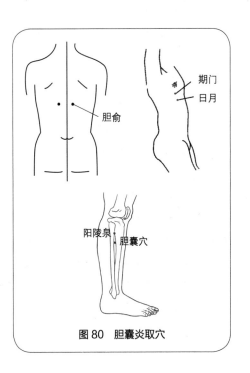

图80 胆囊炎取穴

日月：乳头直下，第七肋间隙。

期门：乳头直下，第六肋间隙。

胆俞：第十胸椎棘突下，旁开1.5寸。

阳陵泉：腓骨小头前下方凹陷中。

胆囊穴：在阳陵泉下1～2寸处。

方解

日月、期门分属胆肝二经，可疏调肝胆之经气；胆俞为胆之背俞穴，可疏泄肝胆之热；阳陵泉为胆之下合穴，"合治内腑"，胆囊穴为经外奇穴，专治胆腑，可解痉镇痛。

方法

艾条温和灸或雀啄灸，每穴施灸5～10分钟，每日治疗1次；艾炷灸，每穴施灸4～6壮，每日治疗1～2次。

十三、胆石症

胆石症是常见的急腹症之一，是指发生在胆囊或胆管的结石所产生的症状而言。临床多表现为轻者多无明显症状，或饭后右上腹不适或钝痛，伴嗳气、呃逆、恶心、呕吐；重者可在上腹部或右上腹呈阵发性绞痛，痛彻肩背，拒按，冷汗淋漓，高热寒战等。其隶属于中医学"胁痛""黄疸""胆胀"等范畴。

中医认为其病因多为肝胆失于疏泄，煎熬胆液所致。

取穴（图81）

期门：乳头直下，第六肋间隙。

日月：乳头直下，第七肋间隙。

肝俞：第九胸椎棘突下，旁开1.5寸。

胆俞：第十胸椎棘突下，旁开1.5寸。

阳陵泉：腓骨小头前下方凹陷中。

足临泣：第四、五跖骨结合部前方，小趾伸肌腱外侧凹陷中。

太冲：足背，第一、二趾间缝纹端。

方解

肝俞、胆俞分别为肝、胆之背俞穴，可疏调肝胆气机，泄热排石；日月为胆之募穴，期门为肝之募穴，二穴可疏利肝胆；阳陵泉为胆之下合穴，"合治内腑"，利胆排石；足临泣为胆经腧穴，太冲为肝经腧穴，二穴可清泄肝胆，理气解郁。

方法

艾条温和灸或雀啄灸，每穴施灸5～10分钟，每日治疗1次；艾炷灸，每穴施灸4～6壮，每日治疗1～2次。

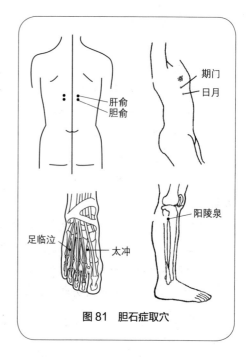

图 81 胆石症取穴

十四、胆道蛔虫症

胆道蛔虫症是指蛔虫由十二指肠钻入了胆道所引起的急性腹痛的病症。此症多发于儿童及青年。临床多表现为突然发作，剑突下绞痛，如锥刺向上呈钻顶样疼痛；阵发性发作，患者辗转不安，痛彻胁背；伴有恶心呕吐，大便时有蛔虫排出，不发作时，犹如常人。其隶属于中医学"蚘厥""虫心痛"的范畴。

中医认为，其病因多为饮食不节，蛔虫上窜，钻入胆道所致。

取穴（图 82）

阳陵泉：腓骨小头前下方凹陷中。

蠡沟：内踝高点上5寸，胫骨内侧面的中央。

胆囊穴：在阳陵泉下1～2寸处。

足临泣：第四、五跖骨结合部前方，小趾伸肌腱外侧凹陷中。

合谷：手背，第一、二掌骨之间，约平第二掌骨中点处。

方解

阳陵泉为足少阳合穴，可通经活络，理气止痛；蠡沟为肝经络穴，可舒肝理气，清利湿热；胆囊穴为经外奇穴，是治疗胆道疾病的经验穴；足临泣为胆经腧穴，可疏肝解郁，理气止痛；合谷为手阳明原穴，可健脾胃，补气血，止疼痛。

方法

艾条温和灸，每穴施灸5～10分钟，每日治疗1次；艾炷灸，每穴施灸3～5壮，每日施灸1～2次。

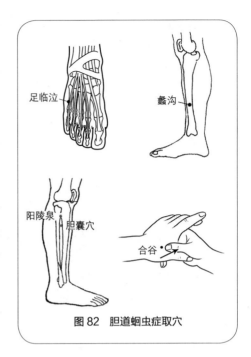

图82 胆道蛔虫症取穴

十五、急性胰腺炎

急性胰腺炎是胰液作用于胰腺本身和胰腺周围组织所引起的急性炎症。临床多表现为上腹部或左上腹剧痛，呈阵发性加剧，拒按；伴有恶心、呕吐、发热等症。其隶属于中医学"胃脘痛"范畴。

中医认为，其病因多为胆道感染，胆汁进入胰腺，胰管破裂，胰液外溢；或嗜食酒酪，情志不调；亦或胆道蛔虫所致。

取穴（图83）

期门：乳头直下，第六肋间隙。

阳陵泉：腓骨小头前下方凹陷中。

足三里：犊鼻穴下3寸，胫骨前嵴外一横指处。

丘墟：外踝前下方，趾长伸肌腱外侧

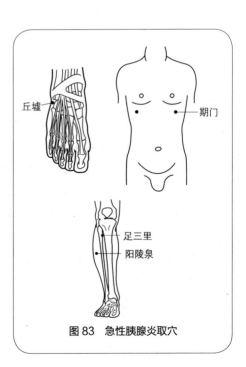

图83 急性胰腺炎取穴

凹陷中。

方解

期门为肝之募穴，可疏肝理气，和胃止痛；阳陵泉为胆经腧穴，可清利脐气；足三里可健脾除湿，消肿止痛；丘墟为足少阳胆经原穴，可疏肝利胆，通经活络。

方法

艾条温和灸，每穴施灸5～10分钟，每日治疗1次；艾炷灸，每穴施灸4～6壮，每日治疗1～2次。

十六、结核性腹膜炎

结核性腹膜炎是由结核分支杆菌引起的一种慢性腹膜炎症。临床多表现为颧红面白，低热盗汗，手足心热，消瘦，腹痛腹胀，腹内肿块，腹水等症。其隶属于中医学"痨瘵""积聚""臌胀"等范畴。

中医认为，其病因多为素体虚弱，气阴两虚；或脾不健运，水湿内停所致。

取穴（图84）

关元：脐下3寸。

气海：脐下1.5寸。

神阙：肚脐正中。

足三里：犊鼻穴下3寸，胫骨前嵴外一横指处。

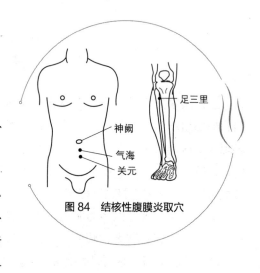

图84　结核性腹膜炎取穴

方解

关元、气海为任脉腧穴，关元又为小肠募穴，气海为气之海，二穴可调补气血；神阙内连脏腑，可调理脏腑气血阴阳；足三里可扶正祛邪，祛水消瘕。

方法

艾条温和灸，每穴施灸5～10分钟，每日治疗1次；艾炷灸，每穴施灸5～7壮，每日或隔日治疗1次。

十七、慢性结肠炎

慢性结肠炎是一种原因不明的结肠炎，病变部位主要在结肠的黏膜，且以溃疡为主，多累及直肠和远端结肠，但可向近端扩展，甚至遍及整个结肠。临床多表现为腹痛剧烈，呈痉挛性疼痛，腹鸣，腹泻；或里急后重，泻后痛减，便中多含有脓血或黏液；并伴有上腹胀满、恶心、呕吐等症。其隶属于中医学"泄泻""痢疾"等范畴。

中医认为，其病因多为七情不调，肝郁犯脾；或饮食不节，湿热内蕴，气血壅滞而致。

取穴（图85）

关元：脐下3寸。

天枢：脐旁2寸。

足三里：犊鼻穴下3寸，胫骨前嵴外一横指处。

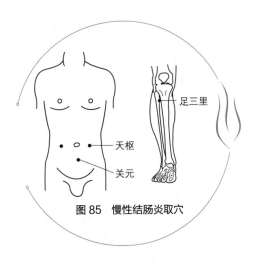

图85 慢性结肠炎取穴

方解

天枢、足三里为足阳明胃经腧穴，天枢又为大肠之募穴，可调胃肠气机；足三里且为胃经下合穴，可健脾化湿祛秽；关元为小肠募穴，又与足三阴经相交，可调肠腑之气，又可调肝、脾、肾之经气。

方法

艾条温和灸，每穴施灸5~10分钟，每日治疗1次；艾炷灸，每穴施灸3~5壮，每日或隔日治疗1次。

十八、阑尾炎

阑尾炎是外科常见疾病。其大多由于阑尾腔梗阻或细菌感染引起。临床多表现为：初起，常在上腹正中或脐周持续性疼痛，阵发性加剧，数小时后腹痛下移，局限于右下腹疼痛；伴恶心、呕吐、腹泻、苔腻、脉数或发热，体乏无力。其隶属于中医学"肠痈"的范畴。

中医认为，其病因多为饮食不节，或饭后急奔暴走，肠腑失调，气血瘀阻，血败肉腐所致。

取穴（图 86）

天枢：脐旁2寸。

阑尾穴：足三里穴下2寸。

方解

天枢为大肠之募穴，可清肠泄热，调理肠腑；阑尾穴为经外奇穴，是治疗阑尾炎之有效穴，可通腑气，散瘀消肿，活血止痛。

方法

艾条雀啄灸或温和灸，每穴施灸5～10分钟，每日治疗1次；艾炷灸，每穴施灸4～6壮，每日治疗1～2次。

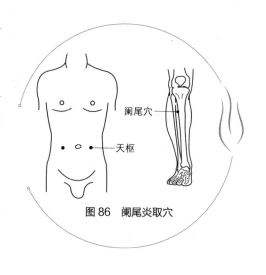

图 86　阑尾炎取穴

十九、结核性结肠炎

结核性结肠炎是由结核杆菌引起的结肠部疾病。临床多表现为：起病慢，腹痛、腹泻、腹胀，有时腹泻与便秘交替出现，腹部有包块，午后低热，夜有盗汗，纳少体瘦，或有四肢不温，喜暖畏寒等症。

中医认为，其病因多为肾阴不足，脾胃虚寒；或寒邪凝滞；亦或气滞血瘀所致。

取穴（图 87）

膏肓：第四胸椎棘突下，旁开3寸。

结核点：大椎穴旁开3.5寸处。

脾俞：第十一胸椎棘突下，旁开1.5寸。

足三里：犊鼻穴下3寸，胫骨前嵴外一横指处。

关元：脐下3寸。

方解

膏肓为膀胱经腧穴，可健脾益气，益肾培元，补虚强壮，止汗；结核点为治疗结核病之经验穴；脾俞为脾之背俞穴，可健脾益气，固涩止泄；足三

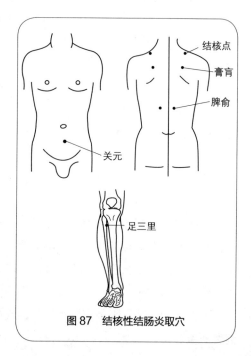

图 87　结核性结肠炎取穴

里为足阳明腧穴，"肚腹三里留"，故可理气血，止腹痛；关元为小肠募穴，又与足三阴经相交，可调肠腑之气，并可调理肝、脾、肾之经气。

方法

每次选取3～4穴。艾条温和灸，每穴施灸5～10分钟，每日治疗1次；艾炷灸，每穴施灸5～7壮，每日或隔日治疗1次。

二十、过敏性结肠炎

过敏性结肠炎是以腹痛、腹胀、便秘或腹泻为主要特征的疾病。多与精神因素有密切关系。临床多表现为腹部胀痛，痛有定处，多在左下腹处，拒按，腹泻和便秘常交替出现，症状多和情志变化有关，时轻时重，肠鸣，腹胀或胁胀，饮食不佳，便中多有粘液；常伴有胸胁满闷、嗳气等症。

其病因多为七情不调、肝郁气滞；或肝气横逆克脾；亦或脾胃功能失调等所致。

取穴（图88）

神阙：肚脐正中。

气海：脐下1.5寸。

足三里：犊鼻穴下3寸，胫骨前嵴外一横指处。

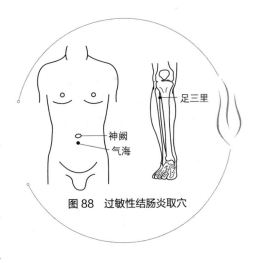

图88 过敏性结肠炎取穴

方解

神阙内连脏腑，可调脏腑气血阴阳；气海为气之海，可调气机，温脾胃助运化，振阳气，祛湿浊；足三里可健脾和胃，补脏腑之虚。

方法

艾条温和灸，每穴施灸5～10分钟，每日治疗1次；艾炷隔姜灸，每穴施灸3～5壮，每日或隔日治疗1次。

二十一、急性细菌性痢疾

急性细菌性痢疾是由感染痢疾杆菌而引起的急性肠道传染病。临床多表现为起病急，有全身中毒症状，发热及腹痛、腹泻、里急后重、排脓血便等。根据病情严重程度，一般分为轻型、普通型、重型和中毒型四种类型。其隶属于中医学"肠澼""滞下"等范畴。

中医认为，其病因多为饮食不洁，湿热或寒湿壅滞肠中，气机阻滞，气血凝滞所致。

取穴（图89）

1组

神阙：肚脐正中。

关元：脐下3寸。

足三里：犊鼻穴下3寸，胫骨前嵴外一横指处。

2组

天枢：脐旁2寸。

气海：脐下1.5寸。

阴陵泉：胫骨内侧髁下缘凹陷处。

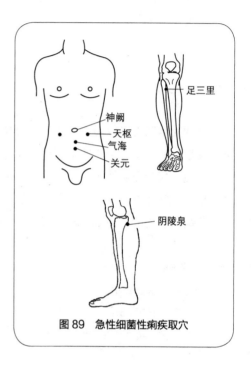

图89　急性细菌性痢疾取穴

方解

神阙内连脏腑，可散寒除秽；关元为小肠募穴，可疏调肠腑气机，祛寒除湿；足三里为足阳明经下合穴，《内经》曰："合治内腑"，故其可调理胃肠；天枢为大肠募穴，可调肠腑之气，气调则血和，脓血自除；气海主一身之气，可调气机，理气血；阴陵泉为脾经腧穴，可健脾除湿邪。

方法

艾条温和灸，每穴施灸5～10分钟，每日治疗1次；艾炷灸，每穴施灸6～8壮，每日施灸1～2次。

二十二、肠粘连

肠粘连，多因腹腔炎症、腹部手术、腹部创伤、腹腔异物等原因引起的腹腔内形成纤维性粘连或条索状粘连，导致肠管受压所致。临床多表现为腹部持续性疼痛或呈阵发性加重，亦或剧烈腹痛，可见肠形，腹肌紧张，阵痛后则腹壁柔软，多和体位有关。可同时伴有腹胀、纳差；或粘连性肠梗阻者，有呕吐、腹胀、大便减少、肛门不排气等。其隶属于中医学"腹痛"范畴。

中医认为，其病因多为跌仆损伤或腹部手术伤及经络、气血，以使经络阻滞，气滞血瘀所致。

取穴（图90）

　　天枢：脐旁2寸。

　　足三里：犊鼻穴下3寸，胫骨前嵴外一横指处。

方解

　　天枢为大肠募穴，可调肠腑气机；足三里为足阳明下合穴，"合治内腑"，故其可通经活络，通腑止痛。

方法

　　艾条温和灸，每穴施灸5～10分钟，每日治疗1次；艾炷灸，每穴施灸5～7壮，每日治疗1～2次。

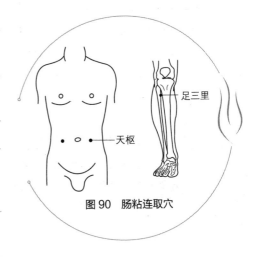

图90　肠粘连取穴

二十三、腹痛

　　腹痛是指胃脘以下、耻骨联合以上部位发生的以疼痛为主要表现的病症。临床多表现为腹部疼痛或痛势绵绵，反复发作，喜按；或痛势急剧，拒按；或拘急剧痛，得温痛减，遇寒更甚；又或疼痛遇热加剧，得凉则舒；亦或侧腹腹胀痛，便后痛减，喜叹息。腹痛发作或加重多与饮食、情志、受凉、劳累等有关，可反复发作，常伴饮食、大便异常等。

　　中医认为，其病因多为外感时邪，饮食不节，情志失调或素体虚弱等导致气机郁滞，脉络痹阻或经脉失养所致。

取穴（图91）

　　天枢：脐旁2寸。

　　神阙：肚脐正中。

　　关元：脐下3寸。

　　中脘：脐上4寸。

　　足三里：犊鼻穴下3寸，胫骨前嵴外一横指处。

方解

天枢为大肠募穴，中脘为胃之募穴，腑会之穴，关元为小肠募穴，神阙内连脏腑，故四穴对各种腹痛皆有效；足三里为足阳明下合穴，"肚腹三里留"，故足三里是治腹痛首选。

方法

艾条温和灸，每穴施灸5～10分钟，每日治疗1次；艾炷灸，每穴施灸5～7壮，每日治疗1～2次，神阙隔盐灸，每次施灸3～5壮，每日治疗1次。

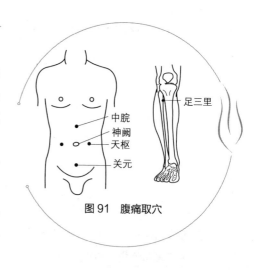

中脘
神阙
天枢
关元
足三里

图91 腹痛取穴

二十四、腹泻

腹泻是临床上常见的症状，可分为急性和慢性两种。其是指排便次数增多，粪便清稀，甚至泻出如水样而言。临床多表现为排便次数比正常增多，大便稀薄，水样或带有黏液脓血，腹痛，肠鸣，泻后痛减，消瘦乏力等。大便镜检可有血液、脓球、脂肪球或黏液以及未消化食物等。其隶属于中医学"泄泻"范畴。

中医认为，其病因多为脾胃受损，运化功能失常；或脾虚湿盛，运化失司，水湿泛滥所致。

取穴（图92）

神阙：肚脐正中。

方解

神阙内连脏腑，可调脏腑经气而止泻。

方法

艾炷隔盐隔姜灸，取食盐适量，放肚脐内，再在盐上放一姜片，姜片上再置艾炷，每次施灸3～7炷，每日施灸2～3次。

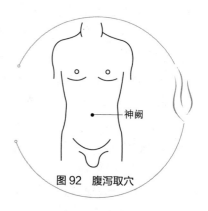

神阙

图92 腹泻取穴

二十五、慢性肝炎

慢性肝炎是肝脏的慢性炎症疾患。在临床上一般分为慢性迁延性肝炎和慢性活动性肝炎两型。其中以慢性迁延性肝炎多见，临床主要表现为：右季肋部痛，腹胀，食欲不振，低热，头昏，胸闷，心悸，气短，乏力等症；肝脏可轻度或中度肿大，有压痛，质软，少数患者可扪及脾脏。其隶属于中医学"胁痛"范畴。

中医认为，其病因多为脾胃虚弱，湿热内蕴；或肝郁化热，阻滞经络，气血瘀阻；亦或感染疫疠之气所致。

取穴（图93）

肝俞：第九胸椎棘突下，旁开1.5寸。

胆俞：第十胸椎棘突下，旁开1.5寸。

三阴交：内踝高点上3寸，胫骨内侧面后缘。

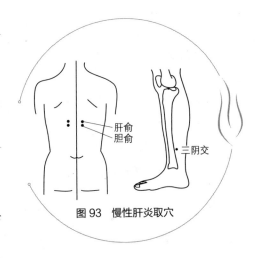

图93　慢性肝炎取穴

方解

肝俞、胆俞分别为肝、胆之背俞穴，可以疏利肝胆之气，通络活血止痛；三阴交为足三阴经交会穴，可健脾祛湿，补益肝肾。

方法

艾条温和灸，每穴施灸5～10分钟，每日治疗1次；艾炷灸，每穴施灸5～7壮，每日或隔日治疗1次。

二十六、痛经

痛经是行经前后，或行经期间，小腹及腰部疼痛，甚至剧痛难忍，并随着月经周期而发作。临床多表现为经期或行经前后小腹疼痛，随着月经周期而发作，疼痛可放射到胁肋、乳房、腰骶部、股内侧、阴道或肛门等处；同时可伴有恶心、呕吐、腹泻甚至昏厥。

中医认为，其病因多为气滞血瘀，寒湿凝滞，气血虚弱等令气血运行不畅，经络阻滞不通所致。

取穴（图94）

关元：脐下3寸。

次髎：在第二骶后孔中。

三阴交：内踝高点上3寸，胫骨内侧面后缘。

方解

关元为任脉腧穴，任脉通胞宫，其又与足三阴经交会，可温经散寒，调补冲任；次髎为膀胱经腧穴，可调气活血止痛；三阴交为足三阴经交会穴，可调理肝、脾、肾之气机。

方法

艾条温和灸，在月经来潮前一二日或月经来潮时施灸，每日1~2次，每次每穴施灸15~30分钟。施灸时以患者感到舒适为度。

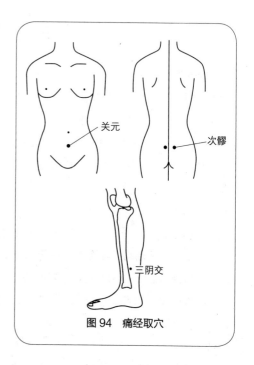

图94　痛经取穴

二十七、慢性盆腔炎

慢性盆腔炎是盆腔器官的慢性炎症性疾病。一般是急性炎症的后果。临床多表现为下腹部疼痛及腰骶部酸痛，劳动、房事和月经前后加重，白带多，月经不调，前期经量增多，痛经，肛门坠痛，腹部可触及包块，压痛明显，婚后不孕。本病缠绵，反复发作，经久不愈。

中医认为，其病因多为湿热蕴结，寒湿凝滞，气滞血瘀，脏腑功能失调而致。

取穴（图95）

中极：脐下4寸。

次髎：在第二骶后孔中。

足三里：犊鼻穴下3寸，胫骨前嵴外一

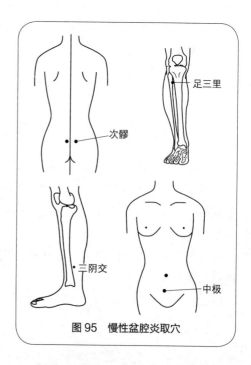

图95　慢性盆腔炎取穴

横指处。

三阴交：内踝高点上3寸，胫骨内侧面后缘。

方解

中极为任脉腧穴，任脉通胞宫，可调冲任，理气活血；次髎为膀胱经腧穴，可促进盆腔血液循环，为止痛效穴；足三里为足阳明腧穴，可理气血，清湿热；三阴交为足三阴经交会穴，可健脾胃，益肝肾，理气血，祛湿热。

方法

艾条温和灸，每穴施灸5～10分钟，每日治疗1次；艾炷灸，每穴施灸5～7壮，每日或隔日治疗1次。

二十八、子宫内膜异位症

子宫内膜异位症是指子宫内膜生长在子宫腔以外的异常位置而引起的病变及症状。其临床表现为：痛经严重，并随病变的进展，呈进行性加重。月经失调，经量多或淋漓不止，伴经前或经期腹痛。平日可有小腹疼痛不适，肛门坠胀作痛，性交痛，腰背酸痛以及大便不畅等。本病多见于青壮年生育年龄的女性。其隶属于中医学"痛经""癥瘕""月经不调""不育"等范畴。

中医认为，其病因多为下焦气滞血瘀，腑气失调，瘀阻日久而致。

取穴（图96）

关元：脐下3寸。

归来：脐下4寸，前正中线旁开2寸。

三阴交：内踝高点上3寸，胫骨内侧面后缘。

方解

关元为任脉之腧穴，与足三阴经相交会，其下即为子宫，故可理气通经，调理冲任；归来为足阳明胃经之腧穴，阳明经多气多血，可调理气血，疏通经络，濡养胞宫；三阴交为脾经腧穴，又与足三阴经相交，可调经活血止痛。

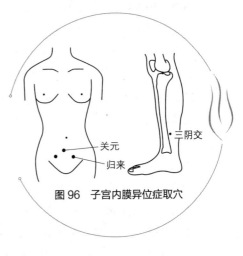

图96　子宫内膜异位症取穴

方法

艾条温和灸，每穴施灸5~10分钟，每日治疗1次；艾炷灸，每穴施灸5~7壮，每日施治1次。

二十九、宫腔粘连综合征

宫腔粘连综合征是指患者在人工流产、中期引产或足月分娩后造成宫腔广泛粘连而引起的闭经、子宫内膜异位、继发不育和再次妊娠引起流产等一系列症候群。临床多表现为少腹周期性疼痛，经闭不行或月经量少，腰痛，肛门坠胀，有里急后重感，易发生流产、早产、胎位不正等，甚至继发不孕。妇检：宫颈闭塞，探针不能通过。子宫、附件有明显压痛。其隶属于中医学"血滞闭经""痛经""断续""堕胎"等范畴。

中医认为，其病因多为胞宫遭受创伤，伤及经络，气血瘀滞，血瘀脉外所致。

取穴（图97）

关元：脐下3寸。

中极：脐下4寸。

归来：脐下4寸，前正中线旁开2寸。

肝俞：第九胸椎棘突下，旁开1.5寸。

肾俞：第二腰椎棘突下，旁开1.5寸。

次髎：在第二骶后孔中。

三阴交：内踝高点上3寸，胫骨内侧面后缘。

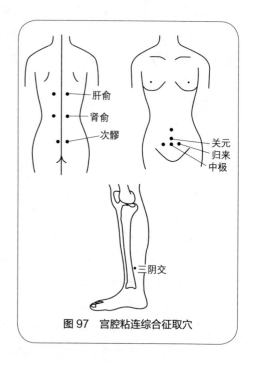

图97　宫腔粘连综合征取穴

方解

关元、中极为任脉腧穴，关元投影下即为子宫，故其可调理子宫气血；中极与足三阴经相交，可行血活血，清除子宫瘀血；归来为足阳明腧穴，可清热通络；膈俞、肾俞、次髎皆为膀胱经腧穴，膈俞为血会之穴，可活血化瘀；肾经系胞宫，故肾俞可扶正祛邪；次髎可清热消炎，解除粘连；三阴交为脾经腧穴，可调肝、脾、肾之经气，活血化瘀。

方法

艾条温和灸，每穴施灸5～15分钟，每日或隔日治疗1次，每10次为1疗程；艾炷非化脓灸，每次选取3～4穴，每穴施灸4～6壮，隔日治疗1次，每5次为1疗程。

三十、附件炎

附件炎，是指女性附件（卵巢和输卵管）出现炎症的疾病。其临床多表现为：下腹部疼痛，性交痛，经期或疲劳后疼痛加重。并伴有下坠感，带下量多，时黄时白，乳胀，性急，口苦口干等症。其亦会造成不孕或宫外孕及其他并发炎症。其隶属于中医学"少腹痛""热入血室""带下""不孕""癥瘕"等范畴。

中医认为，其病因多为外邪侵入，客居胞宫，阻塞经络，蕴结湿热浊秽所致。

取穴（图98）

关元：脐下3寸。

归来：脐下4寸，前正中线旁开2寸。

卵巢：肚脐旁开3寸。

次髎：在第二骶后孔中。

三阴交：内踝高点上3寸，胫骨内侧面后缘。

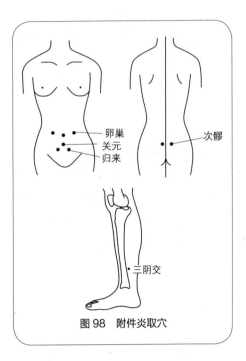

图98 附件炎取穴

方解

关元为任脉腧穴，其又与足三阴经相交，其下投影为子宫，故其可调子宫之气血，以达附件；归来为足阳明腧穴，可清湿热及浊秽；卵巢为经外奇穴，可疏通附件经络气血；次髎为膀胱经腧穴，可行气活血，除浊秽；三阴交为脾经腧穴，又为足三阴经交会穴，可通经络行气血。

方法

艾条雀啄灸，每穴施灸5～15分钟，每日或隔日治疗1次，10次为1疗程；艾炷非化脓灸，每穴施灸4～6壮，隔日治疗1次，每7次为1疗程。

三十一、卵巢炎

卵巢炎，是指女性卵巢发生的炎性病变。在临床上根据不同的临床表现可分为急性与慢性两种。急性卵巢炎临床多表现为发热、恶寒、小腹一侧或两侧疼痛剧烈；同时可伴有恶心、呕吐、不思饮食、睡眠不安等。慢性卵巢炎可见患侧肿重疼痛、拒按，在劳累、月经期、性交或排便时，甚至走路时可有疼痛加剧，并伴有下坠感及月经不调、不孕等症。其隶属于中医学"少腹痛""癥瘕积聚""不孕"等范畴。

中医认为，其病因多为邪毒内侵；或感受湿热，客于胞宫，阻滞气血，胞络不通而致。

取穴（图99）

卵巢：肚脐旁开3寸。

子宫：肚脐下4寸，中极穴旁开3寸。

关元：脐下3寸。

次髎：在第二骶后孔中。

阿是穴：压痛点。

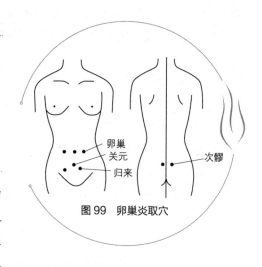

图99　卵巢炎取穴

方解

阿是穴可以直达病所，以利取效；卵巢和子宫皆为经外奇穴，可助卵巢之经络疏通，气血流动，排除浊秽；关元为任脉腧穴，任脉通胞宫，关元又与足三阴经相交，故可养胞宫，行气血，排污浊，消炎症；次髎为膀胱经腧穴，可清湿热，消炎症。

方法

艾炷隔姜灸，每穴施灸4～6壮，每日或隔日治疗1次，10次为1疗程；艾条温和灸，每穴施灸5～15分钟，每日或隔日治疗1次，10次为1疗程；温灸盒灸，每穴施灸20～30分钟，每日或隔日治疗1次，7次为1疗程。

三十二、输卵管积液

输卵管积液，是指输卵管由于受损而产生炎症，以致水液渗出而为积液。其临床多表现为：腹痛，低热，体乏无力，附件区有压痛，在劳累后、性交后或月经前后腹痛加剧；可伴有月经不调、白带多、不孕等症。输卵管造影可提示：输卵管积水。其隶属于中医学"少腹痛""带下""不孕""癥瘕"范畴。

中医认为，其病因多为湿热内侵，蕴积胞中，阻滞经脉；或过食生冷，邪客胞中；亦或邪毒内侵，阻遏气机所致。

取穴（图100）

子宫：肚脐下4寸，中极穴旁开3寸。

中极：脐下4寸。

归来：脐下4寸，前正中线旁开2寸。

卵巢：肚脐旁开3寸。

次髎：在第二骶后孔中。

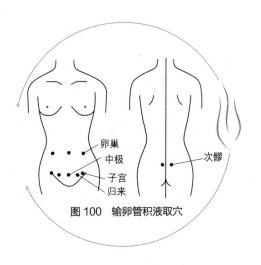

图100 输卵管积液取穴

方解

子宫为经外奇穴，可改善胞宫气血，气血调和，六腑通，低热消；中极为任脉腧穴，其又与足三阴经交会，可调和肝、脾、肾之经气，调气机，清湿热；归来为足阳明经腧穴，阳明经多气多血，可行气活血，养胞宫，又可祛浊秽；卵巢为经外奇穴，可疏通卵巢经气，消除胞脉阻滞；次髎为膀胱经腧穴，可清热除湿，祛除秽浊。

方法

艾炷隔姜灸，每穴施灸4～6壮，每日或隔日治疗1次，10次为1疗程；艾条温和灸，每穴施灸5～15分钟，每日或隔日治疗1次，10次为1疗程；温灸盒灸，每穴施灸20～30分钟，每日或隔日治疗1次，7次为1疗程。

三十三、膜样痛经

膜样痛经，是指女性行经时，腹痛甚剧，在行经的第二三天即有大小不等或整块的膜片随同经血一起排出，腹痛随即减轻，至下次月经复发。其隶属于中医学"痛经""经行腹痛"范畴。临床多表现为行经前小腹作胀，经来第一天，小腹疼痛剧烈，肢冷自汗或呕吐，后有手指甲大小肉状物数块排出，则痛减；下次月经则复见。此症多见十八九岁青年女性。

中医认为，其病因多为过食生冷，或外感寒邪，寒客胞脉，血运不畅，血为寒凝而致。

取穴（图 101）

主穴

1组

神阙：肚脐正中。

关元：脐下3寸。

2组

中极：脐下4寸。

子宫：肚脐下4寸，中极穴旁开3寸。

配穴

肾俞：第二腰椎棘突下，旁开1.5寸。

腰阳关：第四腰椎棘突下。

次髎：在第二骶后孔中。

关元俞：第五腰椎棘突下，旁开1.5寸。

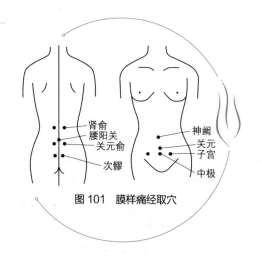

图 101 膜样痛经取穴

方解

神阙、关元、中极皆为任脉腧穴，神阙内连脏腑，可调脏腑气血；关元投射下即为子宫，可温经散寒；中极与足三阴经相连，可调肝、脾、肾之经气；子宫为经外奇穴，可调理子宫之气血，活血化瘀。

方法

每次选用一组主穴及配穴。艾条温和灸，每穴施灸5～15分钟，每日1～2次；艾炷隔姜灸，每穴施灸3～5炷，每日治疗1次。

三十四、子宫内膜炎

子宫内膜炎可分为急性和慢性两类型。其以腹痛、腹胀为主要症状。急性子宫内膜炎可多伴有高热，有恶露；慢性子宫内膜炎可伴有低热，下腹隐痛，有下坠感，白带量多。妇检可见子宫增大。其隶属于中医学"恶露不净""产后发热""带下"和"下焦湿热"等范畴。

中医认为，其病因多为外邪侵入，客入胞宫，阻塞经络，蕴积湿热而致。

取穴（图 102）

中极：脐下4寸。

肓俞：脐中旁开0.5寸。

水道：脐下3寸，前正中线旁开2寸。

次髎：第二骶后孔中，约当髂后上棘
下与督脉的中点。

方解

中极为任脉腧穴，又与足三阴经相
交，可调肝、脾、肾之经气，行气活
血；肓俞为肾经腧穴，"肾系胞宫"，
故其可调胞宫气血；水道为足阳明腧
穴，可行气活血，通经活络；次髎
为膀胱经腧穴，可清热除湿，祛除
浊秽。

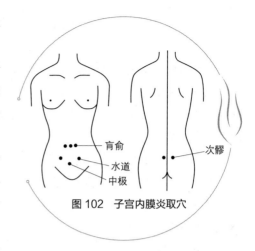

图 102 子宫内膜炎取穴

方法

艾条雀啄灸，每穴施灸5～15分钟，每日治疗1次，每10次为1疗程；艾炷非化脓
灸，每穴施灸4～6壮，每日治疗1次，10次为1疗程；温灸盒灸，每穴施灸20～30分
钟，每日或隔日治疗1次，每7次为1疗程。

三十五、输卵管阻塞

输卵管阻塞，是指输卵管由于炎症而导致输卵管阻塞不通。其临床多表现为婚后
多年不孕，下腹部疼痛或有牵拉样疼痛；多同时伴有白带增多，或色白或色黄，月经
不调及痛经等。

中医认为，其病因多为肝气郁结，气机不利，胞脉瘀阻；或创伤而致，胞脉受
损；亦或气血不足，胞脉失养；又或脾肾虚弱，痰湿阻滞所致。

取穴（图 103）

卵巢：肚脐旁开3寸。

子宫：肚脐下4寸，中极穴旁开3寸。

方解

卵巢、子宫皆为经外奇穴，卵巢可直达病
所，"疏其血气，令其条达"；输卵管隶属胞
脉，故子宫可通畅胞脉，令输卵管畅达。

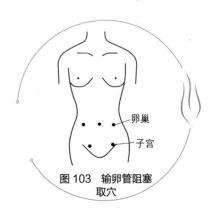

图 103 输卵管阻塞
取穴

方法

艾条温和灸，每穴施灸5～10分钟，每日治疗
1次；艾炷隔姜灸，每穴施灸7～9壮，每日治疗1次，10次为1疗程。

三十六、妊娠腹痛

妊娠腹痛，是指在妊娠期间，出现以小腹疼痛为主，而无其他特殊症状者。临床多表现为妊娠期间经常腹痛、隐痛，时痛时止；或小腹冷痛、绞痛，受寒则痛甚，得热痛减；亦或小腹胀痛；同时伴有头晕乏力，四肢倦怠；或面色苍白，形寒肢冷；亦或胸闷、心烦、肠鸣。其隶属于中医学"胞阻""子痛"等范畴。

中医认为，其病因多为素体不强，气血不足，血不养胎；或肝郁气滞，血脉不通；亦或外感寒邪，寒客胞脉，胞脉阻滞所致。

取穴（图 104）

关元：脐下3寸。

足三里：犊鼻穴下3寸，胫骨前嵴外一横指处。

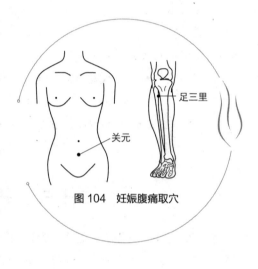

图 104 妊娠腹痛取穴

方解

关元为任脉之腧穴，又与足三阴经交会，可调理肝、脾、肾三经之经气，经气通则胞脉通，则痛止；足三里为阳明经腧穴，阳明经多气多血，故可补气血，濡养子宫，"肚腹三里留"，腹痛首选足三里。

方法

艾条温和灸，每穴施灸5～10分钟；艾炷灸，每穴施灸5～7壮。

三十七、产后腹痛

产妇分娩后，出现阵发性小腹疼痛，按之有硬块，称为产后腹痛。临床多表现为小腹疼痛，拒按，按之有块，恶露少，色暗质黏；或小腹冷痛，时觉抽掣，得热痛减，痛甚欲呕；或小腹阵阵隐痛，痛处喜按，腰部坠胀，恶露色淡量多，伴有头晕心慌，大便秘结等症。其隶属于中医学"儿枕痛"范畴。

中医认为，其病因多为产后气血虚弱，或外感寒邪；或气滞血瘀，气血运行不畅所致。

取穴（图 105）

　　神阙：肚脐正中。

　　气海：脐下1.5寸。

　　关元：脐下3寸。

　　三阴交：内踝高点上3寸，胫骨内侧

　　面后缘。

方解

　　神阙内连脏腑，可调脏腑气血阴阳；

气海为气之海，可疏调气机止痛；关

元为小肠募穴，其下又为子宫，故其

可益气血，散寒邪，治腹痛；三阴交

为足三阴经交会穴，可调肝、脾、肾之气机，温脾散寒，行气化瘀止痛。

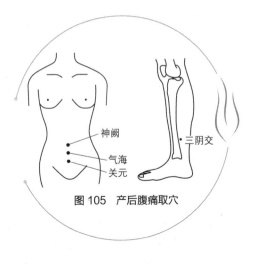

图 105　产后腹痛取穴

方法

　　艾条温和灸，每穴施10~15分钟，每日治疗1次；艾炷灸，每穴施灸7~9壮，每日

治疗2~3次。

三十八、疝气

　　疝气是以少腹、睾丸、阴囊等部位肿大、疼痛为特征的病症。中医又称其为"小
肠疝气""偏坠"等。一般多见于小儿和老人。临床可见少腹肿胀疼痛，痛引睾丸，
或可见阴囊肿大如球，一般多单侧发生病变。当劳累过度，久站久立，或小儿啼哭过
度，都可诱发或加重本病。

　　中医认为，其病位在任脉和肝经，肝经为足厥阴，任脉为阴脉之海。寒湿之邪易
侵袭阴经，凝滞二脉，阻滞经络：寒客厥阴，则睾丸痛，牵拉少腹疼痛；或肝郁化
热，脾失运化而致湿热下注，睾丸肿大，阴囊肿痛；此外，气血虚弱，筋脉虚弱，筋
脉失濡养而弛缓，则摄纳无力，令小肠脱入阴囊。

取穴（图 106）

　　主穴

　　三角灸：以患者口角之间的长度为一边，作等边三角形，将顶点置于患者脐心，底

　　边呈水平线，两底角处是穴。

　　大敦：蹬趾拇外侧趾甲角旁约0.1寸。

配穴

寒疝加关元：脐下3寸。

神阙：肚脐正中。

湿热疝加膈俞：第七胸椎棘突下，旁开1.5寸。

三焦俞：第一腰椎棘突下，旁开1.5寸。

狐疝加足三里：犊鼻穴下3寸，胫骨前嵴外一横指处。

提托：脐下3寸，前正中线旁开4寸。

方解

三角灸为经外奇穴，其位于小腹，故温小腹之经络，疏散外邪，而止胀痛；大敦为足厥阴肝经之井穴，肝经入毛中，绕阴器，抵少腹，故可疏肝理气，行气止痛。

方法

选取对症之腧穴，施艾条温和灸，每穴施灸5～15分钟，至皮肤红晕为度，每日1次，10次为1疗程。

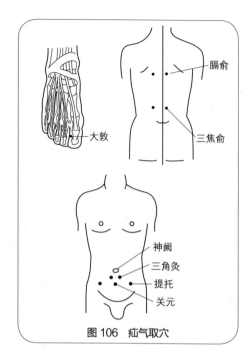

图106　疝气取穴

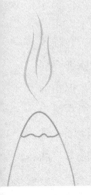

第六章

四肢部痛症

一、肱骨外上髁炎

肱骨外上髁炎，是以肘部疼痛，关节活动障碍为主要症状的病症。临床多表现为肘部关节外侧疼痛无力，手握物端起时疼痛加重，不能做提水或扭毛巾动作，受冷则疼痛加重，得温暖则痛缓。疼痛呈持续性，反复发作。其隶属于中医学"痹证"范畴。

中医认为，其病因多为气血虚弱，血不荣筋，筋骨失养；或用力不当，损伤筋脉，气血凝滞所致。

取穴（图 107）

曲池：屈肘，成直角，当肘横纹外端与肱骨外上髁连线的中点。

阿是穴：痛点。

方解

曲池为手阳明大肠经之合穴，气血流注于此，故其可行气血，通经络，搜风祛寒湿；又阳明经多气多血，"主润宗筋"，故其又可养血，荣筋止痛；阿是穴可直达病所，迅速取效。

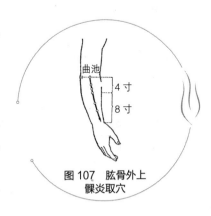

图 107 肱骨外上髁炎取穴

方法

艾条雀啄灸，每穴灸5～15分钟，每日治疗1次，5次为1疗程；艾炷隔姜灸，每穴灸4～6壮，每日施灸1次，5次为1疗程。

二、狭窄性腱鞘炎

狭窄性腱鞘炎，是指肌腱在腱鞘内活动受到障碍而引起疼痛的一种病症。在临床上最常见的是桡骨茎突部腱鞘炎和屈指肌腱鞘炎。桡骨茎突腱鞘炎多表现为腕部疼痛逐渐加重，握拳外展时桡骨茎突剧痛，可向手部及前臂放散，拇指运动无力，拇指活动时可有摩擦感及弹响声。屈指肌腱鞘炎多发生于拇指、中指、无名指，以拇指最为多见。并伴有局限性肌腱增厚，局部疼痛，有时向腕部放射，患肢伸屈活动受限，常需用另一手帮助扳动才可伸屈，手指伸屈时，常发出弹响声。其隶属于中医学"筋痹""伤筋"的范畴。

中医认为，其病因多为外伤或劳损，经络阻滞，气血运行不畅，血不荣筋所致。

取穴（图 108）

桡骨茎突腱鞘炎

阳溪：腕背横纹桡侧端，拇短伸肌腱与拇长伸肌腱之间的凹陷中。

列缺：桡骨茎突上方，腕横纹上1.5寸。

合谷：手背，第一、二掌骨之间，约平第二掌骨中点处。

屈指肌腱炎

外关：腕横纹上2寸，桡骨与尺骨之间。

阿是穴：病变局部。

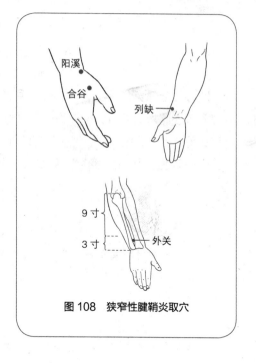

图 108　狭窄性腱鞘炎取穴

方解

阳溪、列缺、合谷、外关、阿是穴皆为局部取穴，可疏通局部经络气血，活血止痛。

方法

艾条温和灸，每穴施灸5～10分钟，每日治疗1～2次。

三、腕关节痛

腕关节痛，是指单纯腕关节处疼痛。临床多表现为腕关节疼痛，痛不剧，活动则痛增；或疼痛剧烈，触之痛甚，活动则疼痛更剧。

中医认为，其病因多为辛苦劳作，经脉受损，气血运行不畅，筋脉失养；或突受外伤，筋脉阻滞，气滞血瘀所致。

取穴

　　阿是穴：痛点处。

方解

　　阿是穴可改善局部气血，活血化瘀止痛。

方法

　　艾条温和灸，每穴施灸15～20分钟，每日治疗1～2次。

四、股骨头缺血性坏死

　　股骨头缺血性坏死，是由于股骨头的骨内血循环因各种因素遭受障碍，使骨小梁发生萎缩、消失，股骨头坏死塌陷。临床表现为：早期髋疼痛，站立行走时加重，休息后减轻，髋部发僵，外展和内旋运动受限；后期则病变部塌陷变形。一般由股骨颈骨折或髋关节脱位引发者，多单侧发病；由于长期服用激素引发者，多双侧发病。本病多见于30～60岁的男性患者。

　　中医认为，其病因多为肝肾不足，骨失所养；或跌仆外伤，气血凝滞，经脉不通所致。

取穴（图109）

　　居髎：髂前上棘与股骨大转子高点连线之中点，侧卧取之。

　　环跳：股骨大转子高点与骶管裂孔连线的外1/3与内2/3交界处。

　　肾俞：第二腰椎棘突下，旁开1.5寸。

　　足三里：犊鼻穴下3寸，胫骨前嵴外一横指处。

　　阳陵泉：腓骨小头前下方凹陷中。

方解

　　居髎、环跳、阳陵泉皆为足少阳经腧穴，居髎又与阳跷脉交会，环跳又与

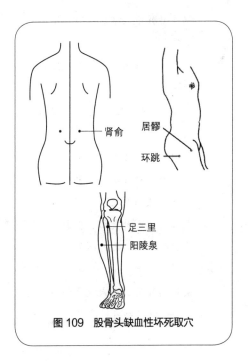

图109　股骨头缺血性坏死取穴

太阳经交会，二穴均位于大转子周围，可疏通其局部之气血；阳陵泉又为筋会之穴，可养筋骨，通气血；肾俞为肾之背俞穴，可补肾壮骨；足三里可调气活血，疏气通径。

方法

每次施术选取3~4穴，余穴轮取之。艾条温和灸，每穴施灸5~15分钟，每日治疗1次，10次为1疗程；艾炷非化脓灸，每穴施灸5~7壮，每日或隔日治疗1次，10次为1疗程。

五、髌骨软骨软化症

髌骨软骨软化症，简称髌骨软化症，是引起膝关节疼痛的常见病之一。其隶属于中医学"膝痛""痹证"的范畴。临床多表现为髌骨周围疼痛或膝软，尤其是上下楼时疼痛加重；严重时不能下蹲，上下台阶皆感困难，少数可伴有膝关节肿胀。本病多见于青年女性。

中医认为，其病因多为外感风湿之邪，邪客经脉，阻遏气机，关节失养；或气血不足；亦或跌仆外伤，气血瘀滞而致。

取穴（图110）

鹤顶：髌骨上缘正中凹陷处。

膝眼：髌尖两侧凹陷中。

足三里：犊鼻穴下3寸，胫骨前嵴外一横指处。

阳陵泉：腓骨小头前下方凹陷中。

方解

鹤顶、膝眼皆为经外奇穴，二穴皆位于髌周，故可改善局部气血运行；足三里为足阳明之下合穴，阳明经多气多血，故可补气血，养筋骨；阳陵泉为胆经腧穴，又为筋会之穴，可疏筋利骨，改善关节活动。

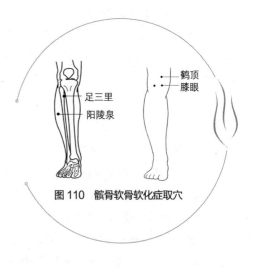

图110 髌骨软骨软化症取穴

方法

艾条温和灸，每穴施灸5~15分钟，每日1次，5次为1疗程；艾炷非化脓灸，每穴施灸5~7壮，每日或隔日治疗1次，5次为1疗程。

六、膝关节骨性关节炎

膝关节骨性关节炎，是指关节软骨出现原发性或继发性退行性改变，并伴软骨下骨质增生，从而使关节被破坏以及产生畸型，影响膝关节功能的一种退行性疾病。其隶属于中医学"痹症""骨痹"的范畴。临床多表现为膝关节疼痛、发软，上下楼梯或劳累或天气变化后可加重，休息后好转，关节内有时有"喀喇"声，久坐久站时关节僵硬，走动或放松则僵硬感消失；可伴有膝关节肿胀或红肿，屈伸不利，严重者可见膝关节活动受限。

中医认为，其病因多为脾肾两虚，气血衰少，不能濡养筋脉、关节；或外感风寒湿邪，阻遏气血运行，关节失养所致。

取穴（图111）

　　鹤顶：髌骨上缘正中凹陷处。

　　膝眼：髌尖两侧凹陷中。

　　足三里：犊鼻穴下3寸，胫骨前嵴外一横指处。

　　阳陵泉：腓骨小头前下方凹陷中。

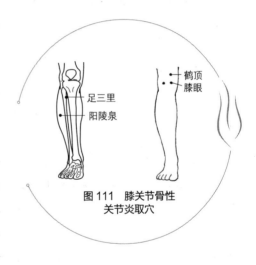

图111 膝关节骨性关节炎取穴

方解

鹤顶、膝眼皆为经外奇穴，二穴皆位于髌周，故可改善局部气血运行；足三里为足阳明之下合穴，阳明经多气多血，故可补气血，养筋骨；阳陵泉为胆经腧穴，又为筋会之穴，可疏筋利骨，改善关节活动。

方法

艾条温和灸，每穴施灸5～15分钟，每日治疗1次，7次为1疗程；艾炷非化脓灸，每穴施灸5～7壮，每日或隔日治疗1次，7次为1疗程。

七、膝关节创伤性滑膜炎

膝关节因各种外伤，或关节内游离体，关节软骨退变及关节内各种手术等，均可刺激或伤及滑膜，使滑膜出现充血、水肿、渗出、关节内积液等炎症。其又可分为急性期和慢性期。急性期多表现为膝关节疼痛、肿胀，周围有明显压痛，膝关节屈伸不利，浮髌试验阳性；慢性期多表现为膝关节肿痛，劳累后膝关节有积液出现，滑膜肥厚，触摸有韧忍感，有压痛，脉弱，苔薄舌淡。

中医认为，其病因多为感受风寒湿邪，闭阻经络；或跌仆损伤，慢性劳损等所致。

取穴（图112）

> 梁丘：髂前上棘与髌骨外缘连线上，髌骨外上缘上2寸。
>
> 血海：髌骨内上缘上2寸。
>
> 足三里：犊鼻穴下3寸，胫骨前嵴外一横指处。
>
> 阳陵泉：腓骨小头前下方凹陷中。

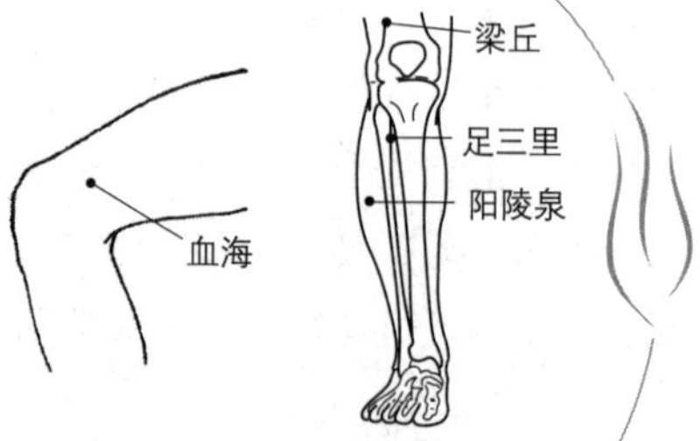

图112　膝关节创伤性
滑膜炎取穴

方解

> 梁丘为足阳明腧穴，血海为脾经腧穴，二穴位于膝关节旁，故可补益气血，疏通局部经络，活血消肿止痛；足三里为足阳明下合穴，可补气血，清湿邪；阳陵泉为胆经腧穴，又为筋会之穴，可养血荣筋祛邪。

方法

> 每次选取2~3穴。艾条温和灸，每穴施灸5~10分钟，每日治疗1次；艾炷灸，每穴施灸5~7壮，每日或隔日治疗1次。

八、腓肠肌痉挛

腓肠肌痉挛是西医病名，是以下肢腓肠肌突然发作的强直性、痉挛性疼痛为特征的一种疾病，俗称"转筋""小腿抽筋"。多发生在单侧或两侧下肢交替出现，临床多表现为小腿抽筋，疼痛剧烈，可持续数十秒钟至数分钟或更久，活动或按摩后可缓解，未留任何不适，多在夜间发生，可反复发作。

中医认为，其病因多为外感风寒，寒性收引；或劳累过度，或猛然使腓肠肌收缩；亦或局部气血不足，血不荣筋所致。

取穴（图113）

> 承山：腓肠肌两肌腹之间凹陷的顶端。
>
> 足三里：犊鼻穴下3寸，胫骨前嵴外一横指处。

方解

承山为膀胱经腧穴，其可和血祛寒湿，《针灸大成》说其可"主转筋……筋急痛。"足三里为足阳明经腧穴，阳明经多气多血，故其可调气活血，濡养筋脉。

方法

艾条温和灸，每穴施灸10～15分钟，每日1次，5次为1疗程；艾炷非化脓灸，每穴施灸5～7壮，每日治疗1次，5次为1疗程。

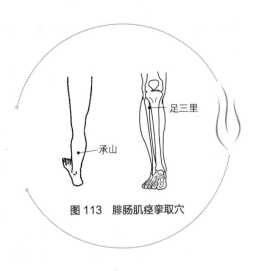

图113 腓肠肌痉挛取穴

九、跟骨骨刺

跟骨骨刺，是指足部在活动时，足跟部疼痛为主要特征的病症。临床多表现为突然发现站立或走路时足跟疼痛，尤其清晨落地时足跟剧痛，先试着着地，痛减后才可行走。行走过久时疼增，休息后减轻。本病多发40岁以上中年人，女性较男性发病率高。

中医认为，其病因多为肝肾亏虚，筋脉失养；或外感寒湿，劳损外伤等使气血阻滞而致。

取穴

阿是穴：痛点。

方解

阿是穴可直达病所，疏通局部经气，化瘀定痛。

方法

艾条温和灸，每次施术5～15分钟，每日治疗1次；艾炷灸，每次施灸3～5壮，每日或隔日治疗1次。

十、足趾痛

足趾痛，亦即自我感觉足趾疼痛的病症。其应属于中医痹症的范畴。临床可见足趾关节反复疼痛，夜间尤甚，疼痛多痛点固定不移，初起可见足趾关节红肿，日久可有肿胀变形，屈伸不利，受寒冷则疼痛加重，得温则痛减。另外阴雨天，亦可使症状加重。

中医认为，其病因多为外感风寒湿邪，经络闭阻，气血不通所致。

取穴（图114）

然谷：足舟骨粗隆下缘凹陷中。

涌泉：于足底（去趾）前1/3处，足趾跖屈时呈凹陷。

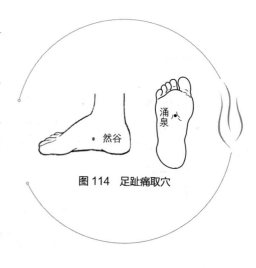

图114 足趾痛取穴

方解

然谷为足少阴肾经之荥穴，可以养肝肾，益气血，调营卫，《黄帝明堂经》认为其可治"足不能安地"，《备急千金要方》更认为其可医"甚者手足寒至节不息。"涌泉为足少阴肾经之井穴，肾为元阴元阳之所在，可益肝肾，驱寒湿，舒筋通络，《黄帝明堂经》认为其可治"五指端尽痛，足不得践地"。

方法

艾条雀啄灸，每穴施灸5～15分钟，每日治疗1次，10次为1疗程；艾炷隔姜灸，每日施灸1次，每次灸4～6壮，每10次为1疗程。

十一、雷诺病

雷诺病，是一种因寒冷刺激，使肢端小动脉阵发性痉挛所致的末梢血管病。临床表现：以上肢多见，双手间歇性苍白、青紫、发凉、麻木、潮红、变暖；并伴有烧灼感和针刺样疼痛；严重者可肢端萎缩、坏死。本病多见于青年女性。其隶属于中医学"四肢厥冷""痹证"范畴。

中医认为，其病因多为外感寒湿之邪，客于经脉，气滞血瘀，阳气不能达于四末；或肝郁气滞，条达失司，脉络闭阻，气血运行失调所致。

取穴（图115）

中脘：脐上4寸。

关元：脐下3寸。

大椎：第七颈椎棘突下。

膈俞：第七胸椎棘突下，旁开1.5寸。

脾俞：第十一胸椎棘突下，旁开1.5寸。

命门：第二腰椎棘突下。

足三里：犊鼻穴下3寸，胫骨前嵴外一横指处。

方解

中脘为胃之募穴，又为后天之本，可补气血，温四肢；关元为足三阴、任脉之会，小肠之募穴，可益气温阳；大椎为督脉腧穴，又为诸阳之会穴，可除寒祛邪，通经活络；膈俞为血会之穴，可活血化瘀通络；脾俞为脾之背俞穴，可益气生血，濡养四肢；命门可补肾助阳，祛风通络；足三里可温经止痛。

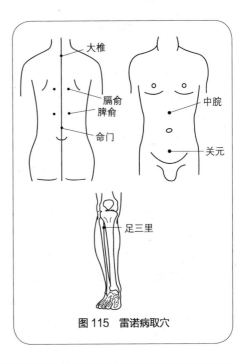

图115 雷诺病取穴

方法

每次选3~4穴。艾条温和灸，每穴施灸5~10分钟，每日治疗1次；艾炷灸，每穴施灸5~7壮，每日或隔日治疗1次。

十二、血栓闭塞性脉管炎

血栓闭塞性脉管炎，是一种累及血管的炎症性、节段性和周期性发作的慢性闭塞性脉管疾病。下肢多见，临床多表现为患肢发凉、变冷，麻木疼痛，无力，皮肤呈紫色或苍白，走路呈逐渐加重，出现间歇性跛行，股、腘足背动脉搏动减弱或消失，小腿肌肉可轻度萎缩，晚期可出现溃疡或坏疽。其隶属于中医学"脱疽""脱骨疽"等范畴。

中医认为，其病因多为脾肾阳虚，四末失养；或寒湿外袭，经脉闭阻，气血难行；亦或嗜食辛辣酒酪，蕴热阻络，血热腐肉而致。

取穴（图116）

肺俞：第三胸椎棘突下，旁开1.5寸。

心俞：第五胸椎棘突下，旁开1.5寸。

膈俞：第七胸椎棘突下，旁开1.5寸。

肝俞：第九胸椎棘突下，旁开1.5寸。

脾俞：第十一胸椎棘突下，旁开1.5寸。

肾俞：第二腰椎棘突下，旁开1.5寸。

太渊：掌后腕横纹桡侧端，桡动脉的桡侧凹陷中。

冲阳：在解溪穴下方，踇长伸肌腱和趾长伸肌腱之间，当二、三跖骨与楔状骨间，足背动脉搏动处。

太溪：内踝高点与跟腱之间凹陷中。

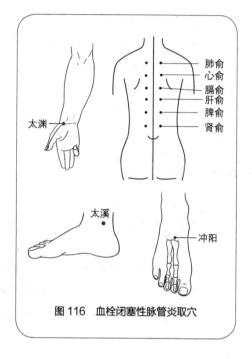

图116　血栓闭塞性脉管炎取穴

方解

五脏俞加膈俞可调气和血，扶正固本，调理阴阳，疏通经脉气血；太渊为手太阴肺经腧穴，又为脉会之穴，可疏通脉络，以行气血；冲阳为足阳明胃经原穴，可通脉络，除寒湿；太溪为足少阴肾经原穴，可温肾散寒通络。

方法

每次选取3～4穴。艾条温和灸，每穴施灸5～10分钟，每日治疗1次；艾炷灸，每穴施灸5～7壮，每日或隔日治疗1次。

十三、多发性神经炎

多发性神经炎，是一种对称性的肢体远端感觉障碍和弛缓性瘫痪的疾病。临床表现为早期手足对称性疼痛、刺痛，麻木如蚁爬走感；足趾或手指，或手足呈手套、袜套状，感觉消退或异常，亦或痛如针刺；后期可见手足肌肉筋脉萎缩，活动无力或不用。其隶属于中医学"痿证""痹证"范畴。

中医认为，其病因多为湿热蕴积，经脉阻滞，气血闭阻；或肝肾阴虚，痰火化风；又或气血两虚，筋脉失养；亦或脾肾两虚，寒湿阻滞所致。

取穴（图117）

曲池：屈肘，成直角，当肘横纹外端与肱骨外上髁连线的中点。

合谷：手背，第一、二掌骨之间，约平第二掌骨中点处。

阳陵泉：腓骨小头前下方凹陷中。

昆仑：外踝高点与跟腱之间凹陷中。

方解

曲池、合谷皆为手阳明经腧穴，可通经络，补气血，除湿热，养筋骨；阳陵泉为筋会之穴，可疏筋利节；昆仑可疏通经气。

方法

艾条温和灸，每穴施灸5～10分钟，每日治疗1次；艾炷灸，每穴施灸5～7壮，每日施灸1～2次。

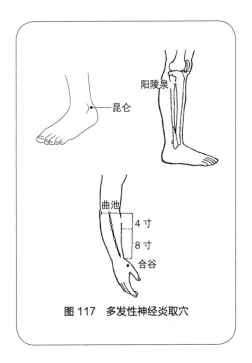

图117 多发性神经炎取穴

十四、踝关节扭伤

踝关节扭伤又称踝部伤筋，其指由于足踝过度内翻而引起的踝关节外侧副韧带撕裂。临床多表现为踝关节局部疼痛拒按，痛处肿胀或皮下青紫，活动受限。其隶属于中医学"伤筋"范畴。

中医认为，其病因多为跌仆、闪挫，令经络受损，气血阻滞不通所致。

取穴（图118）

悬钟：外踝高点上3寸，腓骨后缘.

昆仑：外踝高点与跟腱之间凹陷中。

丘墟：外踝前下方，趾长伸肌腱外侧凹陷中。

方解

悬钟、昆仑、丘墟皆为局部取穴，可疏调局部经气，通经活络。

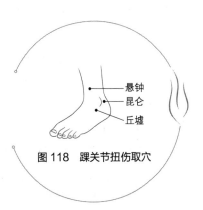

图118 踝关节扭伤取穴

方法

艾条温和灸，每穴施灸5～10分钟，每日治疗1次；艾炷灸，每穴施灸3～5壮，每日施灸1～2次。

十五、鸡眼

鸡眼，是一种以足部长出圆锥状角质增生物，形似鸡眼为特征的皮肤病。其临床表现为：在趾缘和足底出现皮肤增厚，黄豆大小，色淡黄，呈半透明状，略圆形，坚硬，壮如鸡眼，走路时疼痛。

中医认为，其病因多为长期足底和足趾受到挤压，气血凝滞，肌肤失养所致。

取穴

阿是穴：病灶部位。

方解

阿是穴可直达病所。

方法

艾炷灸，施灸3～5壮，灸至鸡眼焦枯为度；艾炷隔姜灸，每穴施灸5～7壮，一周后再次施灸，至愈。

十六、妊娠下肢抽搐

妊娠后期小腿或足部痉挛抽搐，夜间或睡眠时加剧，严重者步履不便，为妊娠下肢抽搐。临床多表现为：妊娠后期经常下肢抽搐疼痛，入夜尤甚，经常会因痛而醒，步履不便。

中医认为，其病因多为气血虚弱，血不养筋所致。

取穴（图119）

承山：腓肠肌两肌腹之间凹陷的顶端。

承筋：合阳穴与承山穴连线的中点。

阳陵泉：腓骨小头前下方凹陷中。

三阴交：内踝高点上3寸，胫骨内侧面后缘。

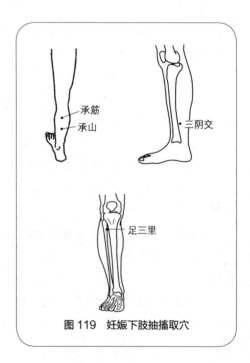

图119　妊娠下肢抽搐取穴

方解

承山、承筋为膀胱经腧穴，又位于病变处，"腧穴所在，主治所在。"阳陵泉为筋会之穴，可濡养筋脉止痛；三阴交为足三阴经交会穴，可调肝、脾、肾之经气，健脾益气，补肝肾养筋脉。

方法

艾条温和灸，每穴施灸5～10分钟，每日治疗1次；艾炷灸，每穴施灸5～7壮，每日或隔日治疗1次。

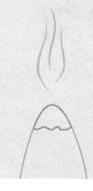

第七章
前后阴部痛症

一、淋证

淋证是以小便频急、淋沥不尽、尿道涩痛、小腹拘急或痛引腰腹为主要特征的病症。中医学又将其分为气淋、血淋、膏淋、石淋、劳淋等五种，合称为"五淋"。临床多表现为小便时出现尿频、尿急、尿痛，并伴有排尿不畅，小腹拘急或痛引腰腹等症。①石淋：小便刺痛，时挟砂石，或尿液中断，尿道刺痛；②膏淋：小便浊如米泔，尿道热涩疼痛；③血淋：小便热涩疼痛，尿色红紫，小腹疼痛；④气淋：少腹满痛，小便涩滞，点滴难下；⑤劳淋：小便淋沥不已，时作时止，遇劳加重。

中医认为，其病因多为湿热蕴结，膀胱气化不利；或身体虚弱，肾虚不固；亦或阴虚火旺，虚火灼脉所致。

取穴（图120）

膀胱俞：第二骶椎棘突下，旁开1.5寸。

三焦俞：第一腰椎棘突下，旁开1.5寸。

阴陵泉：胫骨内侧髁下缘凹陷处。

行间：足背，第一、二趾间缝纹端。

三阴交：内踝高点上3寸，胫骨内侧面后缘。

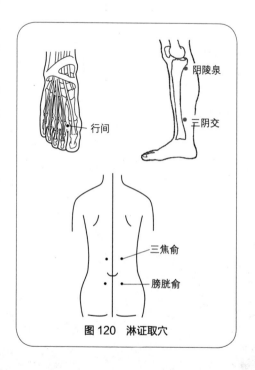

图120　淋证取穴

方解

膀胱俞、三焦俞皆为膀胱经腧穴，膀胱俞可疏利膀胱气机；三焦俞可疏调三焦气机；阴陵泉可清利湿热之邪；行间可行气泄热；三阴交是足三阴经交会穴，可疏调肝、脾、肾之气机，通利小便。

方法

艾条温和灸，每穴施灸5~10分钟，每日治疗1次；艾炷灸，每穴施灸3~5壮，每日施灸1~2次。

二、前列腺炎

前列腺炎是中青年男性生殖系统感染而致前列腺长期充血，腺泡淤积，腺管水肿引起的炎症改变。有急、慢性之分。临床表现为：①急性：尿频、尿急、尿热、尿痛，脓尿及终末血尿，尿白浊如米泔，或伴腰骶、会阴、大腿内侧不适；②慢性：尿浊、烦热、口干、腰酸，或可伴阳痿、遗精、早泄。其隶属于中医学"尿浊""膏淋"范畴。

中医认为，其病因多为下焦湿热，膀胱泌别失司；或肾阴虚损，阴虚内热，热移膀胱，清浊不分；亦或脾气不足，精微下渗；又或肾阳不足，失于固摄所致。

取穴（图121）

急性

阴陵泉：胫骨内侧髁下缘凹陷处。

三阴交：内踝高点上3寸，胫骨内侧面后缘。

中极：脐下4寸。

气海：脐下1.5寸。

慢性

肾俞：第二腰椎棘突下，旁开1.5寸。

膀胱俞：第二骶椎棘突下，旁开1.5寸。

关元：脐下3寸。

三阴交：内踝高点上3寸，胫骨内侧面后缘。

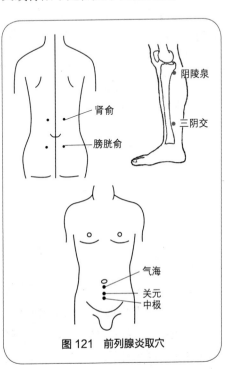

图121 前列腺炎取穴

方解

阴陵泉为足太阴合穴，可清利湿热；三阴交可健脾化湿；中极为膀胱募穴，可清热利湿；气海可益元补气；肾俞可滋阴补肾；膀胱俞可疏通腑气；关元是任脉与足三阴经交会穴，可调肝、脾、肾之经气，主治泌尿。

方法

艾条温和灸，每穴施灸5~10分钟，每日治疗1次；艾炷灸，每穴施灸3~5壮，每日治疗1~2次。

三、茎中痛

茎中痛，是指阴茎中有抽痛的病症。临床可见小便时阴茎中有抽痛感，而尿后尤甚，可伴有恶寒发热，小腹拘急疼痛，手不可近。此症多见成年男子。

中医认为，其病因多为性交时感受风寒之邪，邪客郁之，成湿热下注阴窍；亦或性交不洁，感染湿毒之邪，由尿道口入茎中；亦或酒色过度，败精瘀阻，经络不通，则茎中作痛。

取穴（图122）

行间：足背，第一、二趾间缝纹端。

方解

行间为足厥阴肝经之荥穴，肝经环阴器抵少腹，肝与胆相表里，故其可清湿热，通经络，调气机，止茎痛。

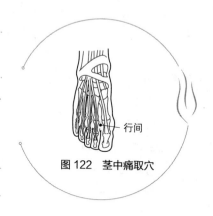

图122 茎中痛取穴

方法

艾条雀啄灸，每日1次，每穴5~15分钟，3次为1疗程。

四、急性睾丸炎

急性睾丸炎，多由感染性疾病流行性腮腺炎、伤寒、流行性感冒等传染病的病原体经血液传播而引起，或化脓菌感染，或生殖系感染的并发病。临床多表现为起病急，发病突然，常一侧睾丸肿大，质坚硬，压痛明显，有下坠感，疼痛向腹股沟和下腹部放射；可伴有恶寒发热，头痛，恶心等全身症状。体检可见一侧阴囊红肿光亮，睾丸增大，有明显压痛和触痛。

中医认为，其病因多为感受寒湿，湿热下注；或肝经郁热所致。

取穴（图123）

阳池：腕背横纹中，指总伸肌腱尺 侧缘凹陷中。

方解

阳池为手少阳三焦经原穴，可通达气机，疏通经脉，解毒消肿。

方法

艾炷灸，在阳池穴涂凡士林，每穴灸3～5壮，每日施灸1次。

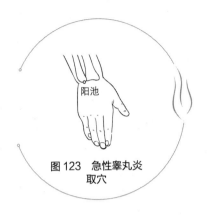

图123 急性睾丸炎取穴

五、阴痛

阴痛，是指女性阴中作痛。临床多表现为阴道疼痛，可伴有胀痛或刺痛；伴有腰膝酸软，口干口苦，有黄带，劳累或心情不畅后，阴痛会加剧。

中医认为，其病因多与肝经有关。足厥阴肝经循少腹绕阴器，阴户为肝经之分野，肝经为患，前阴刺痛。患者七情不调，肝郁化火，而使湿热下注，浊秽壅塞，阻滞经络不通，不通则痛。

取穴（图124）

大敦：拇趾外侧趾甲角旁约0.1寸。

方解

大敦为肝经井穴，肝经绕阴器，"经脉所过，主治所及。"

方法

艾炷灸，每穴施灸3～5壮，每日或隔日治疗1次；艾条温和灸，每穴施灸5～10分钟，每日治疗1次。

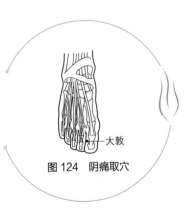

图124 阴痛取穴

六、性交痛

性交痛，是指女子性交障碍。指性交时有疼痛感觉，或阴道痉挛以致性交困难甚至无法进行，而表现为性交疼痛。临床多表现为，性交疼痛，痛不可忍，肛门坠胀，有便意，乳房胀痛；或两胁胀痛，腰背酸楚；常伴有阴道干涩，分泌物少，对房事有恐惧感。

中医认为，其病因多为肝郁气滞，经络阻滞，不通则痛；或湿热壅积，阻塞脉道，气血运行受阻；亦或命门火衰，阴液涸枯，阴户失于濡养而干涩不润。

取穴（图 125）

阴陵泉：胫骨内侧髁下缘凹陷中。

方解

阴陵泉为足太阴脾经之合穴，可健脾益气升阳，通经络，益气血，行气止痛。

方法

艾条雀啄灸，每穴灸5～15分钟，每日1次，10次为1疗程；艾炷非化脓灸，每穴灸4～6壮，每日1次，10次为1疗程。

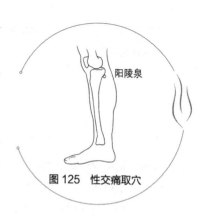

图 125 性交痛取穴

七、真菌性阴道炎

真菌性阴道炎，是指白色念珠菌感染引起的阴道炎症。临床多表现为带下呈乳白色，块状，如豆腐渣样，阴道及外阴瘙痒灼热、疼痛，有膜不易脱落，小便黄赤。此症是妇科常见的传染病，多发生于孕妇、糖尿病患者及长期服用抗菌素者。

中医认为，其病因多为七情不调、肝气郁结、郁久化火，且脾虚不运、湿邪内停、湿热蕴结、壅而下注、侵渍阴道，令毒邪内生；或阴道不洁、感受毒邪、邪毒伤损阴道所致。

取穴（图 126）

中脘：脐上4寸。

中极：脐下4寸。

次髎：第二骶后孔中，约当髂后上棘下与督脉的中点。

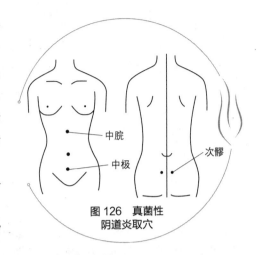

图 126　真菌性
阴道炎取穴

方解

中脘、中极皆为任脉腧穴，中脘又为胃之募穴，六腑之会穴，可以健脾气排六腑之湿浊；中极为膀胱之募穴，又与足三阴经相交，可以清湿热，除毒邪，调带止痒；次髎为膀胱经腧穴，可祛下焦之湿浊。

方法

艾条温和灸，每穴施灸10~15分钟，每日1次；艾炷灸，每穴施灸5~7壮，每日治疗1次。

八、滴虫性阴道炎

滴虫性阴道炎，是中年女性多见的病症，其是因感染毛滴虫而引发的炎症。临床多表现为阴道分泌物增多，呈乳白色或淡黄色，带有肥皂泡样泡沫，有臭味；其分泌物对外阴有刺激性，而使外阴瘙痒、灼热、疼痛。在白带常规检查中可找到滴虫。滴虫可吞噬精子，妨碍精子存活，而引起女性不孕。

中医学认为，其病因多为性交不洁或洗浴不洁，感染虫毒；或过食辛辣食物，或久居潮湿之地，湿热蕴结，内中生虫；亦或肝肾阴虚，外阴失养，日久生虫而痒。

取穴（图127）

带脉：第十一肋端直下平脐处。

中极：脐下4寸。

次髎：第二骶后孔中，约当髂后上棘下与督脉的中点。

三阴交：内踝高点上3寸，胫骨内侧面后缘。

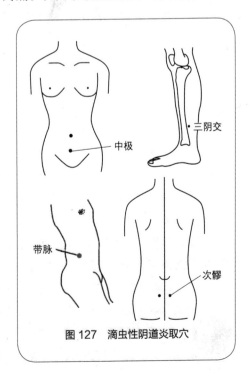

图 127　滴虫性阴道炎取穴

方解

中极为任脉腧穴，其又与足三阴经相

交，可调肝、脾、肾之经气，活血、祛湿、止痒、杀虫；次髎为膀胱经腧穴，可清湿热，通络解毒；带脉为足少阳胆经腧穴，可祛湿止带；三阴交为脾经腧穴，又为足三阴经交会穴，可活血消肿，祛湿止痒，清热杀虫。

方法

艾条温和灸，每穴施灸5～15分钟，每日1次；艾炷灸，每穴施灸4～6壮，每日治疗1次。

九、外阴白色病变

外阴白色病变，西医又称之为慢性外阴营养不良，是指女性外阴部位局灶性或弥漫性萎缩性白色改变。其隶属于中医学"阴痒""阴疮"范畴，中医称之为"外阴白斑"。其临床多表现为外阴奇痒难忍，并伴有局部疼痛，在大阴唇、阴蒂包皮等处皮肤有增厚，有鳞屑，色泽多暗红或粉红，日久可变白，搔抓后可有湿疹样变；本病可发生在任何年龄，但以40岁左右妇女较多见。

中医学认为，其病因多与肝肾关系密切。肾主二阴，前阴为肾所司，如肾阴亏损，肾气不足，则会前阴失养；肝经循少腹绕阴器，如肝失疏泄，肝气不畅，不能达于前阴，或肝郁化火，下移阴户，亦或饮食不节，过食辛辣，阴部不洁，带下过多，而使湿热下注，浸渍外阴而致。

取穴（图128）

曲骨：脐下5寸。

蠡沟：内踝高点上5寸，胫骨内侧面的中央。

阿是穴：外阴白斑部位。

方解

曲骨为任脉腧穴，又为与足厥阴肝经的交会穴，任脉为阴脉之海，肝主藏血，故其可补益气血，濡养肌肤；蠡沟为足厥阴肝经之络穴，肝经绕阴器，故其可疏肝解郁，活血通络，清湿热，养肌肤，止痒祛痛；阿是穴可直达病所，快速取效。

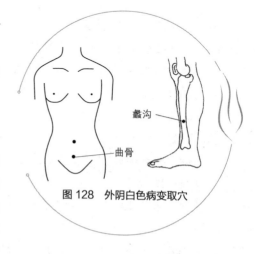

图128 外阴白色病变取穴

蠡沟
曲骨

方法

艾炷、艾条灸，对阿是穴可用艾条温和灸，每次施灸20～30分钟；余穴施艾炷灸，每穴施灸3~5壮；每日治疗1次，10次为1疗程。

十、痔疮

痔疮是肛门血管扩张引起的病变，张仲景在《伤寒论》中称痔疮是"筋脉横解"。痔疮是常见多发病，俗称"十人九痔"。临床可见：大便时肛门疼痛出血；或肛门局部焮红灼热，结节高突，拒按，疼痛剧烈，坐卧不宁；或肛门重坠，内痔脱出，排便困难，肛门不时瘙痒。

中医认为，其病因多为饮食不节，嗜食肥甘辛辣及酒酪之品，以致湿从内生，蕴久为热，湿热风燥，聚于脉络，浊气郁血留结肛门，即可成痔。《外科正宗》曰："夫痔者，乃素积湿热，过食炙煿……又或酒色过度，肠胃受损，以致浊气瘀血流注肛门，俱能发痔。"或久坐久立，负重远行，劳倦胎产，长期便血均可使气血亏虚，中气下陷，血聚于肛门，而发为痔。

取穴（图129）

肾俞：第二腰椎棘突下，旁开1.5寸。

方解

肾俞为膀胱经腧穴，为肾之背俞穴，膀胱经可排泄浊秽，可清湿热之邪，疏通经络；肾司二便，故对肛门的气血有疏调作用，化瘀生新。

方法

艾条雀啄灸，每穴施灸5~15分钟，每日治疗1次，7次为1疗程；艾炷非化脓灸，每穴灸4~6壮，每日施灸1次，5次为1疗程。

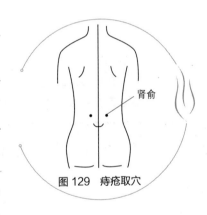

肾俞

图129　痔疮取穴

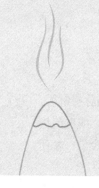

第八章
其他痛症

一、冻疮

冻疮，中西医同名，其是一种因冻而生疮的皮肤病。中医学又称之为"冻烂疮""冻风""冻烂肿疮"等名。临床多表现为皮损初起，肤色苍白，继之变为肿块，色泽紫黯，边界不清，四周红晕，压之退色，表面皮肤绷紧亮泽，触之柔软；冻久，皮色青紫，上有水疱或大疱，破后血水渗出，形成溃疡，愈后有色素沉着或萎缩性瘢痕。本病多发生在严冬之季，好发于妇女、儿童及体虚者，以手背、足缘、足跟、鼻尖、耳廓最为多见。

中医学认为，其病因多为素体阳虚，卫外不固，寒邪侵袭，客居经脉，凝滞气血，肌肤不得荣养而致。

取穴

阿是穴：冻疮部位。

方解

阿是穴可以直达病所，迅速取效。

方法

艾炷隔姜灸。将姜片放阿是穴上，再在姜片上施放艾炷，连灸5～7壮，以该局部有舒适的温热感为度，每日1次。

二、毛囊炎

毛囊炎是西医病名，是一种常见的皮肤疾病。其是一种好发于枕后发际部位的疮疖，中医称之为"发际疮""鬓毛疮"等名。临床多表现为患处皮肤出现圆形红色粟疹，中有毛发穿过，周边有红晕，触之疼痛，经常多个散在发生，好发于后颈、头皮及背部。数日后疮顶出现白色脓头，疼痛较甚，溃后有脓或脂水溢出，缠绵难愈，反复发作。

中医学认为，其病因多为素体内热，又嗜食膏粱厚味，酒酪辛辣，令湿热内蕴，上壅颈项和肌肤；或肌肤不洁，搔抓破溃，风热毒邪乘机而入，蕴结肌腠，发于肌肤。

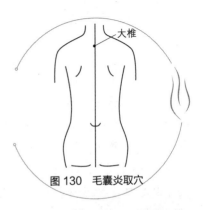

图 130　毛囊炎取穴

取穴（图 130）

大椎：第七颈椎棘突下。

方解

大椎为督脉腧穴，又与手足三阳经交会，故可通经活络，调和营卫。

方法

艾炷隔蒜灸。将蒜片放到大椎穴上，上再施放艾炷，连灸5～10壮，每日1次，10次为1疗程。

三、疔疮

疔疮是指外科疾患中，疮形小，根脚坚硬如钉者。根据发病的部位不同，亦名称各异。发于面部的有"人中疔""虎须疔"；发于手指指甲旁的"蛇头疔"；发于掌心的"托盘疔"；伴发淋巴管炎的称"红丝疔"。临床疔疮初起时多小如粟米，或痒或麻，根深坚硬，但往往不予注意，日渐红肿热痛，迟不化脓。可伴有恶寒、发热；如失治走黄，可有壮热烦躁、恶心呕吐、头痛、神昏等症状。

中医认为，其病因多为过食膏粱厚味，醇酒炙煿，脏腑积热，火毒结聚；亦或蚊虫叮咬，竹木刺扎伤，外染毒邪，以致经络气血凝滞而成。

取穴（图131）
温溜：在阳溪与曲池连线上，阳溪穴上5寸处。

方解

温溜是于阳明大肠经郄穴，阳明经多气多血，郄穴则为经气深聚之处，皮肤病专家朱仁康老中医曾说"治疔如防虎"，故该穴可清热、泻火、活血、解毒。

方法

艾条雀啄灸，每穴施灸5～15分钟，每日1次，5次为1疗程；艾炷非化脓灸，每穴施灸4～6壮，每日1次，5次为1疗程。

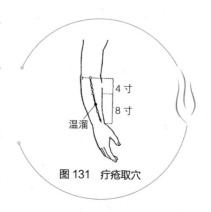

图131 疔疮取穴

四、丹毒

丹毒，是西医病名。其是由A族β型溶血性链球菌所引起的皮肤及皮下组织的急性炎症。中医则根据其发病部位的不同，又有不同的名称；发于躯干者，称为"丹毒"；发于头面者，称为"抱头火丹"，严重者称之为"大头瘟"；发于肋下、腰胯的称为"内发丹毒"；发于下肢者，称为"腿游风"；发于胫踝及足部者，称为"流火"或"火丹脚"；游走全身者，称为"赤游丹"。其临床多表现为：起病急，患处皮肤焮红肿胀，色赤如丹，表面紧张光亮，抚之有灼热感，痛似火燎，有的皮损会发生水疱和血疱；可同时伴有壮热恶寒，头身疼痛等症。

中医认为，本病多为血热内蕴，又遭风热之邪，邪热交织成毒，郁滞于肌肤，阻遏经络，气血壅聚而成；亦或肌肤遭受外伤，毒邪乘机而入，凝滞肌肤而致。

取穴（图132）
肩峰与曲池连线的中央硬结处：经验穴。

方解

该处为经验穴，系为手阳明经循行路线，故可清热、凉血、行气，促进病患痊愈。

方法

艾炷隔蒜灸。取独头蒜，切片厚0.2～0.3cm，放在选穴上，在蒜片上施放艾炷，每次连灸5～7壮，每日1次，5次为1疗程。

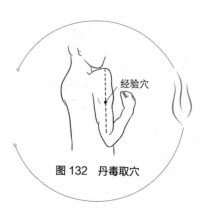

图132 丹毒取穴

五、急性淋巴管炎

急性淋巴管炎，是因急性化脓性炎症或外伤感染波及到所属淋巴系统所引起的一种继发性炎症。临床多表现为皮损感染后出现红、肿、热、痛等症，继而沿浅表之淋巴管出现一条不规则的红线，并迅速向肢体近心端扩展蔓延，在腋窝及鼠蹊部可出现淋巴结肿大、疼痛。若治疗不及时，病情进一步发展，可出现恶寒发热、头痛、恶心、呕吐，甚至昏迷等败血症表现。中医称其为"红丝疔"。

中医认为，其病因多为火毒内侵，并袭击经络所致。

取穴

阿是穴：红丝末端。

方解

阿是穴可直达病所，迅速取效。

方法

艾条雀啄灸、温和灸。在红丝末端以雀啄灸点灸，逐步移向病变中心，再用回旋灸，灸病变局部，两法交替，在红丝疔末端和病变中心各灸30分钟，以局部感到灼热微烫为宜。

六、经行身痛

经行身痛，是指每在行经之时，或行经前后，即出现以身体疼痛为主症的病症，经净则疼痛渐消。临床多表现为经行时全身疼痛或酸痛，四肢麻木，畏寒怕冷，得温则痛减，月经量少，或有血块。

中医学认为，其病因多为身体虚弱，气血不足，更兼经来而血下行，四肢百骸缺少气血濡养，而体痛；或感受寒湿之邪，血液受寒湿，则经脉挛缩，凝滞不畅，则肢麻身痛。

取穴（图133）

涌泉：于足底（去趾）前1/3处，足趾跖屈时呈凹陷。

方解

涌泉为足少阴肾经之腧穴，又为其井穴，既可
补肝肾，又可通血脉，肝肾为气血之源泉，气
血充足，经络通畅则疼痛自止。

方法

艾条温和灸，每次施灸5～10分钟，每日1次；
艾炷灸，每次施灸5～7壮，每日治疗1次。

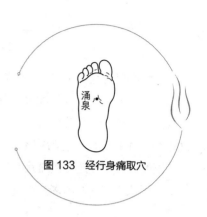

图133　经行身痛取穴